命令幻聴の認知行動療法

著

サラ・バーン, マックス・バーチウッド,
ピーター・トローワー, アラン・ミーデン

監訳

菊池安希子

訳
(五十音順)

朝波千尋, 岩﨑さやか,
菊池安希子, 古村健, 山本哲裕

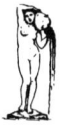

星和書店

Seiwa Shoten Publishers

2-5 Kamitakaido 1-Chome
Suginamiku Tokyo 168-0074, Japan

A Casebook of Cognitive Behavior Therapy for Command Hallucinations
A Social Rank Theory Approach

by
Sarah Byrne
Max Birchwood
Peter E. Trower
Alan Meaden

Translated from English
by
Chihiro Asanami
Sayaka Iwasaki
Akiko Kikuchi
Takeshi Furumura
Tetsuhiro Yamamoto

English edition copyright © 2006 by Sarah Byrne, Max Birchwood, Peter E. Trower & Alan Meaden All Rights Reserved. Authorised translation from English language edition published by Psychology Press, a member of the Taylor & Francis Group.
Japanese edition copyright © 2010 by Seiwa Shoten Publishers, Tokyo

命令幻聴はとりわけ苦痛で，時に危険を伴うタイプの幻聴であるが，あまりよく知られておらず，今のところエビデンスに基づく治療法も存在しない。本書『命令幻聴の認知行動療法 *A Casebook of Cognitive Behavior Therapy for Command Hallucinations*』では，エビデンスに基づく革新的な認知療法を，多忙な実践者向けの実用的なフォーマットで示している。この新しいアプローチは，声（幻聴）の威力と全能性についての信念がどのような役割をもち，いかにして苦痛をもたらし，ついには人が声（幻聴）に「従って行動する」までに至るのかについての10年以上に及ぶ研究をベースにしている。治療プロトコルは，ケース・フォーミュレーションから介入までの明確なステップで示される。本書はこのアプローチを主に適用した8つの事例から構成され，困難事例も含め，いかに広い対象に対して適用できるかが描かれている。著者らは，このアプローチが何に効果があって，何に効果はないのかについて，研究結果からどのように解釈しているかを述べ，将来的な方向性を提案している。本書には，以下の内容も含まれる：

- 命令幻聴の理解
- 精神病のCBTアプローチにおける，準‐抗精神病薬的アプローチ vs. 認知的アプローチ
- 命令幻聴のCBTに効果はあるのか？　無作為割付対照試験からの知見

　本書は，命令幻聴の苦悩と服従に影響力のある，興味深く，実践的な介入の概要を初めて提供する。地域や司法領域において精神病の人々と関わっているすべての精神保健専門家に深く関心をもってもらえるであろう。

　　サラ・バーン：ウォリックシャーの成人精神保健サービスに勤務する臨
　　　床心理技術者
　　マックス・バーチウッド：バーミンガム大学精神保健学の教授，バーミ
　　　ンガムの早期介入サービスの所長
　　ピーター・トロワー：バーミンガム大学心理学部の名誉準教授，バー
　　　ミンガム＆ソリハルメンタルヘルス財団の上級臨床心理技術者
　　アラン・ミーデン：バーミンガム＆ソリハルメンタルヘルス財団のリハ
　　　ビリテーションと継続支援の上級専門臨床心理技術者

はじめに

　33歳のラルフには3人の男性の声が毎日聞こえていた。実際には誰もいないのに聞こえていた。全部幻覚だったのだ。しかし彼には声が本物に聞こえたので，かなりの苦痛だった。声はいつも批判的で，気がかりなことばかり言った。脅かすような内容（例：「おまえを刺してやる」）や，言葉の暴力（例：「おまえは変態だ」「おまえは邪悪だ」）もあった。最悪だったのは，自分や他人に対してひどいことをするように命令する声だった。自分や他人を傷つけろとか，殺せなどと言ってくるのだ。例えば，「死ね。おまえなんて死んで当たり前だ」「ハンマーをとってこい」「（若い頃おまえをいじめた）Xを殺せ」「父親を殺せ」。当然のことながら，ラルフはひどくおびえていた。声は少なくとも1日に1度，特に夜に聞こえがちで，何時間も続くことが多かった。その声に耳を傾けるよりほかにどうしようもないとラルフは感じていた。後にも詳しく述べるが，声にどうしても従わなくてはならないと感じることもあれば，抵抗するしかないと感じるときもあった。抵抗するときには，声をなだめるようなこともしていた。あるいは，その声に向かって叫んだり，罵ったり，テレビやラジオを見たり，アルコールを飲んだりして対処することもあった。

　本書はラルフが体験したような命令性の幻聴について書かれている。冒頭に簡単に示したように，命令幻聴は，相当な苦痛を伴い，危険性をはらんでいる。命令幻聴は，後に述べるが，統合失調症診断がつく人々が体験する幻覚のタイプとしては，驚くほど高い割合で見られる。にもかかわらず，重度精神障害の他の症状に比べると，命令幻聴についてわかっていることは割と少ない。わかっている範囲の情報も，元気づけて

くれるような内容ではない。命令幻聴が難治で，伝統的な治療には反応しないことや，そのせいで命令幻聴のある患者が自傷他害を防ぐために強制入院させられたり，準保安病棟などに拘留されたりすることなどは，とりわけ気が滅入る情報である。

　現場の多くの臨床家にとって，命令幻聴の理解を深められるようなモデルと，モデルに基づいた効果的な介入方法が切に必要とされていることは明らかだった。同じくらい緊急を要していたのは，いったんそのようなアプローチが開発されたら，それを命令幻聴に苦しむクライアントに対応する臨床家が広く使えるようにすることであった。

　イギリスのバーミンガム大学の私たちのチームが何年もかけて取り組んできたのは，命令幻聴の理論モデルを開発し，そのモデルに基づく認知行動的介入を開発することである。最初にラルフや他のいくつかのケースにおいて有望な成果が得られた後に，予備トライアルを実施したところ，結果は勇気づけられるものであった。将来的には多施設による本格規模の無作為割付対照試験でこの治療の評価をするつもりであるが，その一方で，すでによい結果が相当数得られていることから，私たちの治療法を提供する機が熟していると感じている。本書は，問題も苦痛も多大な命令幻聴に対する治療マニュアルなのである。

　本書では，この新しくて革新的な認知療法を詳細に説明する。この治療の正当性と理論，アセスメント（アセスメントのバッテリーを掲載した。その多くは，命令幻聴がある対象者のために考案された），フォーミュレーションと介入法などを解説した。次にこの介入の適用例を8ケース掲載した。介入を適用する際，個別事例に応じてどのように修正しながら使えばよいのかがわかりやすくなるように，なるべく多様なケースを選んだ。

　最後に，介入効果を評価するために私たちが実施した研究を紹介し，どのような介入が有効で，どのような介入が有効でないのかについて，

そして，研究結果から私たちがどのような解釈をしたのか，また，将来的な発展のために何が示唆されるのかを述べたい。

2005 年 7 月

サラ・バーン
マックス・バーチウッド
ピーター・トローワー
アラン・ミーデン

謝　辞

　命令幻聴の認知行動療法プログラムの開発に際していろいろなかたちで貢献してくれた多くの人々に感謝している。特にモデル構築および知的インプットの面で，ダービー大学のポール・ギルバート教授，サウザンプトン・メンタルヘルスNHSトラストおよびサウザンプトン大学のポール・チャドウィック教授らが示してくださった優れた貢献に感謝したい。精力的にトライアルに貢献してくれたアンジェラ・ネルソンにも感謝する。トライアルに参加してくれた患者たち，そして私たちを支えてくれた患者の家族や臨床スタッフにも，御礼申し上げたい。そして最後に，オーストラリアのメルボルンにあるラ・トローブ大学における命令幻聴「トーチ（たいまつ）」プロジェクトの友人や同僚に感謝したい。彼らとの意見交換はかけがえのないものであった。

も　く　じ

はじめに　*v*
謝　辞　*ix*

第*1*章　命令幻聴とは　··· *1*
命令幻聴の認知モデル　*6*

第*2*章　認知へのアプローチ vs. 準 - 抗精神病薬的アプローチ··· *15*

第*3*章　命令幻聴の認知行動療法マニュアル················· *21*
第1段階：アセスメント　*21*
　　命令の定義　*22*／関係構築　*22*／アセスメントとフォーミュレーション　*24*／フォーミュレーションの組み立てと共有　*29*／コントロールの向上　*30*／治療目標の設定　*31*

第2段階：介入　*33*
　　声についての信念への挑戦　*34*／根拠に疑問をもつこと　*34*／論理的推論　*35*／信念についての現実検討　*35*／声のノーマライジング　*35*／声の命令に疑念をはさむ　*36*／抵抗の利点の強調　*36*／声を止めたり，始めたりする（声スイッチのオンとオフ）　*37*／聴声者が知覚する自らの威力の増強　*38*／再フォーミュレーション　*38*

ラルフ　*39*
　　第1段階：アセスメント　*39*／第2段階：介入　*41*

第*4*章　トム··· *47*
トムの背景　*48*
第1段階：アセスメント　*48*
　　威力とコントロールについての信念　*48*／服従または抵抗についての信念　*49*／声の正体についての信念　*49*／声の意味についての信念　*49*／ターゲット行動　*50*

第2段階：介入　*50*
　　関係構築　*50*／声のコントロールについて信念への挑戦　*50*／命令幻聴への服従または抵抗についての信念の検討　*50*／なだめ行動の減

少 52／声の威力についての信念の検討 52／声の意味についての信念の検討 53／声の正体についての信念の検討 54

    治療で扱われた他の問題 55

    結果 56

    結論 57

    提案 58

第5章　ジョアン ……………………………………………… 59

    ジョアンの背景 59

    第1段階：アセスメント 59

        威力とコントロールについての信念 59／服従または抵抗についての信念 60／声の正体と意味についての信念 61／ターゲット行動 61

    第2段階：介入 61

        関係構築 61／命令幻聴のCBTに対するスタッフの信念に挑戦する 62／声のコントロールについての信念への挑戦 64／命令幻聴への服従または抵抗についての信念の検討 65／声の威力とコントロールについての信念の検討 68／声の意味についての信念の検討 68／声の正体についての信念の検討 69

    治療で扱われた他の問題 69

        声と抑うつ気分の関連 69／声への対処法としてアルコールを使用する長所と短所 71／その他の苦痛な経験 72／対人関係上の問題 72

    治療の終結 73

    結果 73

    結論 74

    提案 74

第6章　トニー ……………………………………………… 77

    トニーの背景 77

    第1段階：アセスメント 78

        威力とコントロールについての信念 78／服従または抵抗についての信念 79／声の正体についての信念 79／声の意味についての信念 79／ターゲット行動 79

    第2段階：介入 80

        関係構築 80／声のコントロールについての信念への挑戦 81／命令幻聴への服従または抵抗についての信念の検討 82／声の威力についての信念の検討 84／なだめ行動の減少 85／声の意味についての信念の検討 85／声の正体についての信念の検討 87

治療で扱われた他の問題　*87*
　　　結果　*89*
　　　結論　*90*
　　　提案　*91*

第7章　ナオミ………………………………………………………… *93*

　　ナオミの背景　*93*
　　　第1段階：アセスメント　*94*
　　　　　威力とコントロールについての信念　*94*／服従または抵抗についての信念　*95*／声の正体についての信念　*96*／声の意味についての信念　*96*／ターゲット行動　*96*
　　　第2段階：介入　*96*
　　　　　関係構築　*96*／声のコントロールについての信念への挑戦　*97*／命令幻聴への服従または抵抗についての信念の検討　*98*／声の威力とコントロールについての信念の検討　*101*／声の意味についての信念の検討　*102*／声の正体についての信念の検討　*103*
　　　治療で扱われた他の問題　*104*
　　　結果　*105*
　　　結論　*107*
　　　提案　*108*

第8章　ジャニス……………………………………………………… *109*

　　ジャニスの背景　*109*
　　　第1段階：アセスメント　*111*
　　　　　威力とコントロールについての信念　*113*／服従または抵抗についての信念　*113*／部分的服従　*114*／声の正体についての信念　*114*／声の意味についての信念　*115*／ターゲット行動　*115*
　　　第2段階：介入　*115*
　　　　　関係構築　*115*／声のコントロールについての信念への挑戦　*119*／命令幻聴への服従または抵抗についての信念の検討　*120*／声の威力とコントロールについての信念の検討　*125*／声の意味についての信念の検討　*126*／声の正体についての信念の検討　*128*
　　　治療で扱われた他の問題　*128*
　　　　　声の消失　*128*／子供たちのケア　*129*／システミックな取り組み　*131*／自傷　*132*／その他の問題　*132*
　　　結果　*133*
　　　結論および提案　*136*

第9章　サリー…………………………………………………… 139

サリーの背景　*139*

第1段階：アセスメント　*139*

来談時の様子　*139*／威力とコントロールについての信念　*140*／服従または抵抗についての信念　*141*／声の正体についての信念　*141*／声の意味についての信念　*142*／ターゲット行動　*142*

第2段階：介入　*142*

関係構築　*142*／声のコントロールについての信念への挑戦　*142*／命令幻聴への服従または抵抗についての信念の検討　*143*／声の威力とコントロールについての信念の検討　*146*／声の意味についての信念の検討　*146*／声の正体についての信念の検討　*147*

治療で扱われた他の問題　*148*

結果　*151*

結論　*152*

提案　*153*

第10章　ケビン…………………………………………………… 155

ケビンの背景　*155*

第1段階：アセスメント　*156*

威力とコントロールについての信念　*156*／服従または抵抗についての信念　*157*／声の正体と意味についての信念　*157*／ターゲット行動　*158*

第2段階：介入　*158*

治療のときの様子と関係構築　*158*／声のコントロールについての信念への挑戦　*159*／命令幻聴への服従または抵抗についての信念の検討　*159*／声の威力とコントロールについての信念の検討　*162*／声の正体についての信念の検討　*163*／声の意味についての信念の検討　*164*

治療で扱われた他の問題　*165*

死別　*165*／父親との関係　*165*／性的志向　*166*／いじめ　*166*／怒りのマネジメント　*166*／手洗い行動　*167*／睡眠障害　*167*／心配と問題解決　*168*／バランスのとれたライフスタイル　*169*

結果　*169*

結論　*171*

提案　*172*

第 11 章　命令幻聴の認知行動療法に効果はあるのか？
無作為割付対照試験からの知見……………………… 173

　研究の目的　*174*
　方法　*175*
　結果　*176*
　認知行動療法が命令幻聴に与える効果　*179*
　臨床への示唆　*181*

エピローグ　*187*
付録 1　幻聴との力関係尺度　*189*
付録 2　命令に基づいた行動のリスク評価尺度　*191*
付録 3　CTCH－治療アドヒアランス・プロトコル　*195*
　　　　CTCH－達成された治療レベル評価　*198*
　　　　CTCH－個人セッション評価表　*201*
文献　*203*
索引　*207*
監訳者あとがき　*209*

第1章

命令幻聴とは

　統合失調症研究のなかでも，幻聴の心理・対人的特徴の理解に向けた研究が近年，目覚しい発展を遂げている。このような背景から，最近では命令幻聴（command hallucinations：CHs）と呼ばれる，ある種の幻聴に対する理論化や研究，介入が盛んに行われるようになった。実際，命令幻聴の重要性は，理論的にも，実践的にもはっきりしてきた。理論的には，命令幻聴は陽性症状全般の心理的本質を解明する上で手がかりとなるし，実践的には，命令幻聴が統合失調症の症状のなかで最もリスクが高く苦痛を伴う症状でありながら，最も難治性で薬物抵抗性の症状のひとつだからである。

　命令幻聴とはどのようなものであろうか？ 命令幻聴の存在は長いあいだ認められてきたものの，その理解は進んでおらず，効果的な介入法はほとんどない。通常の幻聴と命令幻聴を区別する上で重要な性質は，命令幻聴では現象学的に「～について話されている」というよりは「（自分が）命令されている」と体験・解釈される点にある。命令される内容は，当たり障りのない身振りから，自己や他者を傷つけたり，命を奪ったりしかねない行動にまでわたっている。先行研究を見る限りでは，こうした命令幻聴の性質についての見解は概ね一致している（実際，

Bleuler［1924: 62］は命令幻聴には"抗えない威力"があるため，無視することが難しいという点に言及している）が，診断ガイドラインにいたっては利用可能なものはほとんどなく，DSM-IV（American Psychiatric Association, 1994）にも特別な記載はない。ガイドラインの必要性は明白である。例えば，命令幻聴という用語は明確な命令（command）をする声に限るべきなのか，あるいは患者が命令を示唆されたと**解釈する**声を含むべきなのか，などの基準が必要であろう。私たちのアプローチでは，示唆された命令も命令幻聴に含めるという基準を採用した。後述するように，私たちはさらに，命令幻聴の重症度評価や，服従あるいは抵抗のレベルを評価するリスクアセスメントを作成した。

命令幻聴はどのくらいの割合で存在しているのだろうか？　最近のレビューのなかでShawyerら（2003）は，幻聴を有する成人精神科患者における命令幻聴の発生を報告した8つの研究について報告している。それら研究における有症率の中央値は53％であったが，その範囲は18〜89％と，かなり幅広いものであった。司法領域における命令幻聴の有症率もほぼ同程度であった。

危険で有害な命令幻聴の割合はどのくらいだろうか？　Shawyerら（2003）は，司法関係でない患者における命令幻聴のうち，有害な命令幻聴の有症率の中央値を48％と報告している。約半数が体験していることになるが，この場合も有症率のレンジは7〜70％とかなり幅広かった。司法集団での発生率はより高く，83％が犯罪的内容を含む命令幻聴を体験していた。

危険で有害な命令幻聴に服従してしまうケースの割合はどのくらいだろうか？　臨床家にとって最も気になる問いである。地域の患者を対象とした場合，部分的にでも有害な命令幻聴に服従してしまう服従率の中央値は31％であった。しかし，この服従率もやはりかなり幅が広かった（0〜92％［Shawyer et al., 2003］）。実態は，はっきりしていないという

ことだ。おそらく，司法集団ではより高い服従率なのだろう。Shawyerらは，レビューのまとめで，命令幻聴と暴力の関係が複雑かもしれないことを示唆した。しかし，それでもやはり，他者や自己を傷つけるように言う命令幻聴は，自傷リスクも暴力リスクも高めることが明らかとなりつつある。

　上述した統計的データは，患者が必ずしも命令幻聴に服従するわけではないことを明らかに示している。声の命令に対して，患者は完全に拒否や抵抗をすることもあれば，抵抗しつつも象徴的あるいは影響力の小さいやり方で服従することで，声をなだめるふりをすることもあることが私たちの研究からもわかっている。なぜ反応の仕方がこのように多様なのかという点は極めて重要であり，詳細な検討を後述する。現段階では，どのような命令が存在していて，それに対してどのような反応があるのかを紹介するにとどめたい。最近の私たちの研究から，示唆を与えるデータが得られている（第11章参照）。この研究では，参加した38名全員が，2回あるいはそれ以上の命令幻聴を体験しており，少なくとも1回は"深刻な"命令であり，最近その命令に服従していた。最も深刻な命令は，自殺（25），殺人（13），自傷（12），他害（14）を命じるものであった。深刻度の低い命令としては，当たり障りのない日常の行動（例：皿を洗え，マスターベーションしろ，風呂に入れ）や軽度の社会的逸脱行為（例：窓を割れ，大声で叫べ，公共の場で悪態をつけ）が含まれていた。対象者全体における命令幻聴の発生頻度や，命令への服従やなだめ行動の具体例の詳細を表1.1に示した。

　では，どのような種類の治療法が提供されていて，何に効果があるのだろうか？　このような患者群には，どうしても，全体として高コストの精神保健サービスを受ける必要が生じてしまうのは驚くに値しない。司法サービスや準保安病棟への強制入院といった専門的サービスは別にしても，この患者集団は，外来・入院を問わず，ありとあらゆる専門家や

表1.1 命令幻聴のある対象者38名における命令内容，服従行動，なだめ行動のタイプと発生数[1]

命令と発生数	例	服従行動	なだめ行動
自殺の命令 (25名)	「自分を刺せ」「手首を切りつけろ」「多量服薬しろ」「首をつれ」「ガス自殺しろ」	自殺未遂（9名）研究期間中の自殺（1名）	7名がなだめ行動を使用：ナイフを手首に当てる，剃刀を風呂場に持参，錠剤集め，想像の中で自殺を計画して実行する
殺人の命令 (13名)	「彼女の喉を切れ」「誰かを殺しに行け」「治療者を殺せ」「夫と娘を殺せ」	殺人未遂（4名）：絞首，毒殺，ハンマーを使った攻撃	3名がなだめ行動を使用：ナイフ，バット，斧を携える；アルミホイル製の銃を造る
自傷の命令 (12名)	「自分を焼け」「自分を切れ」「自分に火をつけろ」「熱湯を浴びろ」「道路に飛び出せ」	命令への反応としての自傷歴（9名）：刃物で切る，マニキュア除去液や漂白剤を飲む，車の前に飛び出す，ガラスの上を歩く，焼身する	3名がなだめ行動を使用：昔の傷をほじくる，歩道の縁石の上に立つ
他害の命令 (14名)	「自分の子供に乱暴しろ」「やつらを蹴っとばせ」「やつらを殴れ」「あいつを叩きのめせ」「隣人をレイプしろ」	命令への反応としての他害歴（7名）：子供を殴る，家具に子供を叩きつける，子供を叱りつける，人を叩く，ナイフで他人に切りつける	2名がなだめ行動を使用：力加減して最小の力で叩く，「あとでやるから」と考えるなどのあからさまでないなだめ行動

[1] Royal College of Psychiatrists の許諾を得て掲載。出典は Trower, P. et al. (2004). Cognitive therapy for command hallucinations. *British Journal of Psychiatry, 184*, 312-320.

サービスからの援助を受けることになる。例えば，第11章の報告に登場する私たちの治療効果研究に参加した38名の患者は，少なくとも19種類の高コストのサービスを受けていた。では，治療のコストがかかることはわかったとして，それだけの効果はあるのだろうか？　この問題に関するはっきりしたデータはほとんど存在しておらず，存在している数少な

い研究の結果はかんばしくない。Sawyer らは，命令幻聴に服従した患者は，服従しなかった患者と比較して，有意に抗精神病薬の処方量が多いことを明らかにしており，そのことは命令幻聴の抑制に関して，薬物療法が効果的でなかった可能性を示唆している。命令幻聴は"治療抵抗性"とみなされる大きな要因であり，入院でさえも服従行動を防ぐ十分な障壁とは必ずしもならないようだ（例えば，Jones et al., 1992）。確かに，入院は公共に危害を与えるリスクは低減させるが，ただ単に物理的に命令幻聴に影響された行動をとるのを制限しているだけであり，患者にとって効果的な"治療"であるとはみなし難い。私たちの研究（Trower et al., 2004）では，いかに高用量の投薬が一般的に行われているか，いかに投薬量が時間と共に徐々に増量される傾向にあるか，そして薬物を増量してもいかに命令幻聴への服従行動は減少しないかについて報告している。つまり，サービスは高価であるが，おそらくそれほど効果的でないということだ。

　しかしながら，命令幻聴と自傷他害行為のつながりは単純なものではない。疫学調査によれば，統合失調症診断を受けた人は精神病を罹患していない人に比べ，自傷他害のリスクがより高い（Brennan et al., 2000）。しかしながら，個々の症状の*様式*と，それに影響された*行動化*が関連しているという証拠を明確に示すことは難しい（Milton et al., 2001; Appelbaum et al., 2000; Buchanan., 1993）。マッカーサー研究*ですら，命令幻聴の存在がどのようなリスクにつながるのかを明確にすることはできなかった（Appelbaum et al., 2000）。命令幻聴の存在と"危険な行動"の間には何の関係もないという主張もある（Rudnick-Abraham, 1999）が，あのマッカーサー研究に対してですら，批判的な声がないわけでは

---

*マッカーサー研究とは，米国にて実施された多施設研究である。約 500 名の精神病院の退院患者を 10 週間追跡し，暴力の発生について，対照群（地域住民）と比較した。精緻化された研究デザインで知られる。

ない以上，確かなことは言えない（Maden, 2003）。しかしながら，私たちに言わせれば，このような疫学調査は命令幻聴の様式に焦点を当てており，その幻聴の内容や，個人と幻聴の間の**関係**の性質までは見ていなかったために，行動化に至るつながり方が見えなかったのだろうと考えている（Braham et al., 2004）。この点については後述する。

命令幻聴の認知モデル

　幻聴とそれに伴う感情や服従行動は，統合失調症の症候群においては直接的な因果関係をもっているとみなされることが多い。しかしながら，前述したように，命令幻聴と言っても，その命令内容と，命令への感情反応や行動反応との間には多様なバリエーションがあるため，両者の間には何らかの媒介変数があるはずである。Brahamら（2004）のレビューによって，命令と服従の間には，声の正体についての信念，慣れ，威力・意図についての信念など，多くの要因が媒介していることが明らかとなった。レビュー研究は，個人が声に対してもっている信念が服従行動に影響を与えること，声に対する信念と服従行動の間の関係を説明し，介入の指針が得られるような認知モデルが必要であることを支持している。幻聴の認知モデルに関して，ChadwickとBirchwood（1994），およびBirchwoodとChadwick（1997）は，幻聴が感情的・行動的苦痛を引き起こす理由については，声の内容や声活動のトポグラフィー（頻度，大きさなど）よりも，声の意味評価の機能によって説明が可能であることを実証的に明らかにした。認知モデルの重要ポイントのひとつは，論理情動行動療法のモデルを引用改変して作成されているABCモデルである。幻聴は「引き金となる出来事」であり（A），個人は信念体系に従ってその意味を評価し（B），その結果，特徴的な感情や行動が引き起こされる（C）という見方をすることができる（図1.1参照）。図1.1によれ

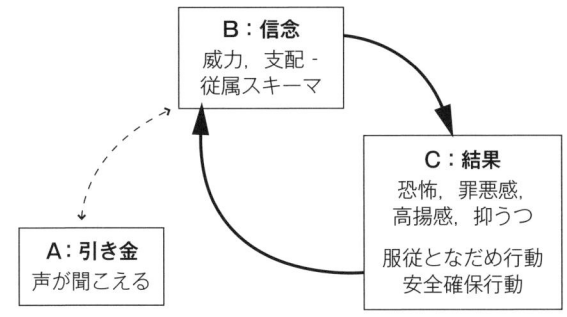

図1.1 命令幻聴と服従行動のサイクル

声が引き金となり（A），威力についての信念（B）が苦痛と服従（C）に影響を与えている。持続的な症状維持サイクルである。社会階級理論（Gilbert, 1992）と声の認知モデル（Chadwick and Birchwood, 1994）に基づいて作成。

ば，声が威力や支配／従属に関する重要な信念の引き金となっている（後述）。認知理論によれば，これらの信念は恐怖，罪悪感，抑うつ，時に高揚感などの感情，服従やなだめ行動という結果を引き起こす。これらの行動は"安全確保行動"であると解釈される（安全確保行動は，「声には威力がある」という信念を維持する認知的メカニズムの一部であり，これについては後述する）。ChadwickとBirchwood（1994）は，声についての信念を維持するこの種の認知的媒介についての根拠を明らかにしている。多くの事例で，声の内容と信念の内容は"合致していなかった"。このことは，声の言った内容から意味が直接的に導かれたというより，個人が意味構築したことを示唆している。実際，研究対象者は，何をもって信念を支持する有力な根拠としたのかを開示しているが，その際，彼らが声の内容を引き合いに出すことは稀であった。Van der Gaagら（2003）による研究でも同様の結果が得られた。

　一連の研究から得られた第2の発見は，おそらく，声の評価［訳注：人は幻聴をどのように評価するのか］について，新しい視点を持ち込んだことで

ある。声に伴う苦痛や行動は，患者が自分と声との関係をどのように知覚しているかによって理解できるのではないかということである。特に，声の人格化や"威力と全能性"の評価，声には悪意があるか善意があるかの評価が重要である(Chadwick and Birchwood, 1994)。この関係性において鍵となる変数は，声の威力，正体，意味という項目にまとめられる。威力の項目は，声のコントロール可能性についての信念や，どのくらい服従しなければならないと信じているかを指している(図1.1参照)。声の正体の項目は，誰の声であるかについての信念を指している（しばしば超自然の力，悪魔，神，霊魂である）。意味の項目は，声の意図を指す。例えば，声に従わなければ罰せられるなどである。

　近年の研究において，声との威力の差が大きいと感じるほど，苦痛レベルや対処戦略に影響が出ることが実証的に示されている（Birchwood et al., 2000)。このモデルは，命令幻聴に伴う服従のリスクが懸念される場合に説明的価値をもつ。Junginger（1990）は，服従する場合，患者は声を人格化したり，声に正体があるとみなしたりする傾向があることを明らかにしている。幻聴症状を有する患者の85％以上が声には威力があり，全能であると捉えている一方，逆に声を聞いている自分については，弱者で従属的存在であり，声をコントロールすることも変えることもできないと考えている(Birchwood and Chadwick, 1997)。したがって，声の威力や全能性が上昇すれば，服従の可能性は高まる（Beck-Sander et al., 1997）。この関係は直線的ではなく，一方では声に抵抗した場合の結果の評価，他方では社会的逸脱行為を行った場合の結果の評価に媒介される。社会的に無害な命令であろうと，"深刻な命令"であろうと，善意の幻聴を有する患者はほとんどの場合，服従してしまう(Beck-Sander et al., 1997)。さらに，私たちは声との関係性は，一般的な対人関係のパラダイムと同じ，またはその反映であると主張している。例えば，声に支配されていると感じる患者は，現実社会においても支配

されていると感じていると考えられる（Birchwood et al., 2000, 2004）。

　これらの研究などから，ある程度の自信をもって以下のように見解をまとめることができるだろう。

1. 幻聴を有する患者は，自分自身と声との結びつきを親密で，しばしば逃げられない関係であると解釈する（Benjamin, 1989）。横断的研究によれば，最近の服従行動は声を人格化している（つまり，声に正体があるとみなす）場合に生じやすいことが示されている（Junginger, 1990）。
2. 幻聴症状を有する患者の85％以上が声を威力があり，全能であると捉えている。一方，逆に声を聞いている自分のことは，弱者で従属的存在であり，声をコントロールすることも変えることもできないと考えている（Birchwood and Chadwick, 1997）。このことは，精神科サービスの患者において多く見られる現象である。
3. 幻聴を有する患者の少なくとも3分の2以上は，少なくとも中等度の抑うつを体験しており，このことは，声との関係における威力差についての評価や声の罠にかけられたという評価（Birchwood and Chadwick, 1997），社会内での無力さや社会的地位の低さの評価（Birchwood et al., 2004）から直接的に由来する。
4. 幻聴の威力や全能性を大きく捉えるほど，服従の可能性は増大する（Beck-Sander et al., 1997）。しかしながら，この関係は直線的ではなく，声の意図や抵抗した結果の評価によって媒介される。
5. 聴声者には，幻聴は全能（例：本人のその時の思考や過去を知っており，未来予測も可能）であると認識され，それが声の威力の証拠であると理解されている。
6. 声は善意であると理解している者もいれば，悪意があって迫害的であると捉えている者もいる（Chadwick and Birchwood, 1994;

Birchwood and Chadwick, 1997)。
7. 善意の声を聞いていると思っている者は，内容が「当たり障りない」場合であろうと，「深刻」な場合であろうと，実質的にはほとんどいつも声に従っていた（Beck-Sander et al., 1997）。一方，声が悪意であると認識している者の方が，声に抵抗する傾向があった。そして，声の内容が深刻な社会的違反行為や逸脱行為を命令している場合には，余計に抵抗した。しかしながら，対象者たちは，抵抗するたびに声が危害を加えてくるので，抵抗を続ける場合には，別の行動を代わりにとることで声をなだめざるを得ないと感じていた。
8. 威力をもつ声をなだめるであろうと本人が考える行動（例：想像の中で従う，または「従う**つもり**があった」と声に伝える）をとった者たちにとって，こうしたなだめ行動は安全確保行動として機能する。その目的は（a）声の脅威を減らす，（b）信念の反証を防ぐことである。このことを示したのが，図1.1である。本人は，なだめ行動のおかげで声の怒りから「救済」され，罰をまぬかれているとみなしているため，私たちは，こうした行動を「安全確保行動」と呼ぶ。このサイクルのせいで，クライアントの「声には威力がある」という信念は反証されることがない（それどころか強化される傾向がある）。

　声の認知モデルのおかげで，私たちは，苦痛と問題行動が生じるのは，**声それ自体**のせいではなく，声に対する評価のゆえであることを認識することができた。さらに，このモデルから組み立てた実証研究によって，命令幻聴の際に重要なのは「威力」「服従」「正体」「意味」に関する信念であることが見いだされた。しかしながら，モデルからわからなかったのは，聴声者たちが，**なぜ**，このような信念をもつに至るかであった。例えば，本書冒頭および第3章で詳しく登場するラルフがなぜ，抵抗や，

なだめ行動についての信念はもちろんのこと，「命令に従わなくてはならない」という特定の信念をもっていたのかはわからなかった。言い換えれば，声の認知モデルは，信念の内容の説明になっていなかったのである。しかしながら，アセスメントやケース・フォーミュレーション，介入プロトコルの開発のため，つまりは私たちの目標のためには，内容についての説明が必要だった。

　この説明に至るのを助けてくれたのが，前述の洞察であった。つまり，どうもクライアントたちは，声との間に，**人間関係を築いているらしい**ということである。彼らは，声を人格化し，あたかも人生・生活上の重要な他者に対するのと同じように，やりとりしていた。そして，この人間関係の性質は，「社会階級理論」と呼ばれる進化心理学から理解できるものであった。この理論はすでに，うつ病（Gilbert, 1992; Brown et al.,1995），社会不安（Trower and Gilbert, 1989），そして精神病後抑うつ（Rooke and Birchwood, 1998）の特徴を説明するのに使われている。極めて簡潔に述べると，以下のようになる。私たち人間，そして群れで暮らす動物の多くは，社会階級をもつ社会集団の中で暮らす方法を獲得し，これを実現するためにたくさんの精神メカニズムを受け継いできた。どのような社会集団にもリーダーと従属者が存在するが，なかには，「アゴニック（苦悶の）」と呼ばれるタイプの社会も存在する。アゴニック社会の環境は極度に他罰的であり，リーダーたちは敵意に満ちた支配者として自らの威力とコントロールを示し，罰への脅威を与えることによって従属者を抑圧する。この理論によると，そのような従属者の立場におかれた者は，自分より支配力の強い者に脅された場合に備えて，対処方法や，脅威を弱めるやり方を身につけるという。例えば，ゆるく名づければ，なだめ行動とか服従と呼べるような多様な対人行動である。こうした行動は通常，支配者の攻撃を止め，相対的な社会階級の違いを安定させる効果をもつ。その他の服従法としては，支配者の命令に対して選択

的に敏感になるとか，命令に強迫的に従おうとするとか，あるいは，命令内容に従うのは危険だが，さりとて逃げ場もないときに，支配者に対して強迫的になだめ行動をとろうとすることなどがある。Paul Gilbert (1989) によれば，こうした社会階級は心の中で，彼が「メンタリティ」と呼ぶ支配-従属の認知的スキーマ（図1.1参照）として表象されており，脆弱性の高い個人の中には，ほとんどの社会的人間関係をこのスキーマで知覚する者もいるだろうとしている。

　ラルフの抱える問題を社会階級理論で概念化すると，不思議なほどピッタリとあてはまることがわかる。ラルフは声を支配的，自分を従属的であると考えている。社会的比較尺度（Social Comparison Scale）は，いかに相手を上位の階級と見て，自分を下位の階級に見ているかという，本人が認識する社会階級の違いを測定するための尺度であるが，この尺度を使ってみたところ，ラルフは，威力，強さ，尊重，知識，優位性，危害を加える能力，の各属性において，声を階級の最上位におき，自分を最下位においていた。ラルフは，自分が声に対して何のコントロールもできないので，声を極めて強力であると信じていた。声は頻繁で，うるさく，持続的であり，言うことは本当に違いなく，心を支配してしまうのであった。さらに，ラルフは声に反応して過量服薬をしたことが2回あり，声をなだめるために手首を浅く切ったこともあった。声の言うことに従わなくてはならないと感じるが，他の人を殺すようにと言う命令に対しては，刑務所に入るのが怖かったために抵抗しているとのことだった。とはいえ，声のもたらす苦痛がいつまでも続くなら，いずれその命令に従って行動してしまうのではないかと恐れていた。

　しかしながら，社会階級についての考え方が病気の症状でないのであれば，どのようにしてラルフの中にそれがスキーマとして育ったのかについての疑問は，まだ解けない。社会階級理論はここでも役に立つ。というのも，この理論によれば，発達早期に「アゴニック」な支配-従属

関係を体験することによって，個人は感作され，同じような支配‐従属の構図でその後の人間関係も解釈するようになる傾向がある。もとになった出来事と類似の現在の出来事が引き金になるまで，機能不全スキーマは背景に潜んでいるというBeckの指摘に実質を与える内容だ。すると，社会階級理論を使ってできる予測のひとつは以下のようになる。人生早期に虐待的な支配人物からの被害に遭った個人は，その「アゴニック」な支配‐従属の社会階級認識を，機能不全スキーマとして大人になるまで保持するということだ。おそらく，これがラルフに起こったことと言ってほぼ間違いないだろう。彼は9歳のときに性的虐待を受けたが，おそらくその後，少年院に入ることによって再びアゴニックな環境におかれたため，そのスキーマが活性化されたのであろう。社会階級理論だけでは声の出現を説明することはできないが，声や周囲の重要人物との関係のもち方については確かに説明がつく。このような状況は，認知的な脆弱性とみなすことができるかもしれない。人生早期に学習され，刷り込まれた支配‐従属スキーマが，現在の出来事によって引き金を引かれ，支配的な他者と従属的な自分という認識につながっている。現在では，過去の迫害者にどこか似ている声や重要な他者との人間関係が引き金となる。さらに，ラルフのケースについて具体的に言うと，人生早期に存在した支配的な虐待者と従属的な被害者である本人との関係は，やはり迫害者として認識されている声によって引き金を引かれるのである（ラルフいわく，声のひとつは，虐待者の声であるとのことだった）。彼の信念のひとつは「従わなければ罰せられる」というものであったが，これが極度の不安と従順，もしくは，なだめ行動を用いた抵抗を引き起こしていた。そして，今度はそうした反応や行動の影響で，威力のある声という認識が強化されるというサイクルができ，結果として，「声は実際には何もできない」ことを彼が発見するのを阻んでしまうのであった。

2つの大規模研究によって，私たちは，声との関係は，社会的人間関係一般の反映であることを示した。つまり，強大な声に対して従属的に感じる個人は，世の中の他者に対しても従属的に感じているのである（Birchwood et al., 2000, 2004）。言い換えれば，声と，声が聞こえる者の間に認識される支配‐従属関係は，個人の中核的な対人関係スキーマから生じているかもしれないのである。

　この枠組みで重要な独立変数は，人格化された声に対して認識している威力，実際には全能性である。声と，聴声者との間に認識されている威力の差が大きければ大きいほど，「善意の」声に従う可能性が高くなり，「悪意の」声に対しては，命令内容の性質（重大性）に応じて従ったり，抵抗したり，なだめ行動をとったりする。それゆえ，命令幻聴の認知モデルによって，命令幻聴をもつ個人のとるハイリスク行動は，声の威力についての確信という信念の結果であることが提示される。声の威力を確信しているがゆえに，命令に従い，なだめなくてはならないと信じ，抵抗すれば自分や他者が余計にひどい目に遭うと信じ，しかも，背景には劣等感を伴う中核的な対人関係スキーマが存在するのである。

　要約すると，私たちは本章で，内容的には幻聴の認知モデルと社会階級理論を組み合わせた「命令幻聴の認知行動療法モデル（Cognitive Behaviour Therapy for Command Hallucination Model：CBT for CH Model）」を提唱した。このモデルは，命令幻聴に対する認知療法を開発し，実践していく際の指針を与えてくれるだろう。このアプローチは，精神病の認知行動療法（CBT for Psychosis）においてとられているアプローチとはずいぶん異なるが，それについては次の章のトピックとして取り上げる。次の章は，後続の治療と研究についての章の下準備となるだろう。

第2章

認知へのアプローチ vs. 準-抗精神病薬的アプローチ

　CBT が短期間に統合失調症の治療法として確立したのは驚くべきことであった。私たちの知る限り，15年前までは，CBT を統合失調症という最も重篤な精神障害に用いるのは相当に不適切であるとみなされ，CBT を受けたくとも提供してくれるところもなかった。そこに，いくつかのパイオニア的研究グループが主に英国とオーストラリアを中心として現れた。彼らは Beck (1952) やその他の研究者が 1950 年代に行ったものの，そのまま数十年も人知れず眠っていた研究を掘り起こし，生かし始めたのである。そうした一連の研究の中から，いくつかの予想外で興味深い結果が出てきた。例えば，Chadwick と Lowe (1990) は，多重ベースラインを使った単一事例研究法を用いて，精神病をもった人々と協働して，妄想の論理的・経験的基盤を系統的に探ることが可能であることを示し，多くの者を驚かせた。「協働実証主義」のプロセスが，強固に保持されている妄想を緩めることが見いだされたのである。その後の発展は，読者もご存知の通りである。この研究や，その他の研究によって鼓舞された臨床研究者たちは，精神病の多様な側面に対する CBT プロトコルを開発し，実践しだしたのである。その結果，数々の無作為割付対照試験が実施されることになり，おかげで CBT は治療技術

として確立した地位を得るに至った（Pilling et al., 2002; Tarrier and Wykes, 2004）。

　このような創造的な治療法の産出の文脈の中にこそ，ごく最近開発されたものではあるが，私たちがこの本で焦点を当てようとしている命令幻聴の認知行動療法（CBT for CH）が存在している。最も難治性の精神病症状のひとつと言われる命令幻聴に，CBTが果たして役に立つのだろうかという懐疑論が初期にはあったものの，私たちのプロトコル（Byrne et al., 2003；本書第3章参照）を用いて治療した場合には，実際に命令幻聴に対する服従と苦痛を減少させられることを，無作為割付対照試験（Trower et al., 2004；本書第11章参照）において示すことができた。

　しかしながら，私たちが命令幻聴のCBTを開発した方法は，従来の精神病のCBTの実証研究の中で報告されている開発方法とは，重要な意味で異なる方向性をもっている。これまでの研究から得られた比較的ポジティブな結果は，励みにはなるが，そこで掲げられている治療目標や研究戦略については疑問をもたざるを得ないし，それゆえに，得られた結果にも限界があると主張したい。本章では，これまでの研究における治療目標と研究戦略についての私たちの理解を概説し，その上で，推奨される治療目標と戦略を提示したい。最後には，両アプローチを比較し，なぜ自分たちの戦略の方が，理論的にも臨床的にもより優れていると考えられるのかについて説明する。そうすることで，後続の章は，ここで提唱する戦略を支持し，説明を深めるものとして理解されるであろう。

　精神病のCBTトライアルの大多数では，精神病症状の根絶ないし改善に治療目標をおいている。このやり方は，伝統的に目的を症状改善においてきた薬剤治験をモデルにしているため，このようなモデルにのっとったCBTのことは「準-抗精神病薬的アプローチ」と呼ぶことができるだろう。つまり，CBTを症状をターゲットにしている処方薬に近

い存在であるとみなし，CBTと処方薬のどちらがより効果的であるかも都合よく比較できるというわけである。このモデルでの主たる従属変数は（つまり治療がまず変化させようとしている変数は）症状であり，伝統的に使われてきた症状評価スケールで評定される。そして，**二次的**に変化させようとしているのが，患者の苦痛（うつ状態，不安）や問題行動なのである。苦痛や行動が二次的とされるのは，症状（または病気）から派生するものであり，症状が消去／減少させられれば，同じく減少するはずだとみなされているからである。

　私たちが推奨するのは，準‐抗精神病薬的なモデルとは対照的に，真に認知的なモデルである。第１章で説明したように，目標は症状**それ自体**の消去ではなく，苦痛や問題行動の消去や減少なのである。結局のところ，患者の側から見れば（あるいは誰の目から見ても），症状が患者やその他の者に苦痛（例：うつ状態，不安）か問題行動（例：自殺，危険な命令幻聴に従った行動をとること）を生じさせない限り，問題にはならないのである。しかしながら，認知モデルの中では，症状そのものが苦痛や問題行動を「引き起こしている」のではなく，むしろ，患者の症状に対する評価（「悪魔の声だ。あれは全能だ」）が引き起こしているのである。第１章で説明した，苦痛と行動がC（結果），症状がA（引き金となる出来事），信念がB（信念）であり，BがA状況でCを生じさせるというABCモデルに相当する。それゆえ，CBTは，症状（A）ではなく，むしろ，信念（B）を主たるターゲットとするのである。結果をもたらす具体的な信念を的確に特定することで，私たちは仮説を正確に検証することができる。準‐抗精神病薬的モデルでは，目標にするターゲットだけでなく，原因の考え方も間違っているのではないか。Aとみなされる症状ないし病気をターゲットとしてしまうと，心理学的メカニズムを原因とみなす的確な仮説を立てるのは難しくなってしまう。認知モデルでは具体的なB‐C関係を予測し，そこから具体的なBに認知的

介入をすることが導き出される。他方，準‐抗精神病薬的モデルでは，一般的な A‐C 関係が予測され，そうなれば症状／症候群（A）への介入をすることになり，正確性も効果も失ってしまうだろう。

　ほとんどの精神病の CBT の効果研究が準‐抗精神病薬モデルに基づいているという証拠はどこにあるのだろうか？　メタ分析研究（Cormac et al., 2002; Pilling et al., 2002）にその反映を見ることができる。結果を示すコクラン・プロットは抗精神病薬の効果研究のそれと極めて似ている。実際のところ，精神病の CBT 効果研究の報告は，抗精神病薬効果研究の報告書とほとんど同じに見える。CBT は言い換えれば，準‐抗精神病薬的な効果研究の中で，症状の消去／低減という抗精神病薬と同じ目標に向けて実践され，評価されているのである。今や，CBT と抗精神病薬は共通する機能をもつという前提のもとで，2 つを組み合わせて効果を検討する研究まで出てきている（McGorry et al., 2002）。とはいえ，精神病の CBT は症状低減効果を実証的に示してきたため，精神科領域や研究費補助機関からまともに受けとめてもらえる治療法となった。しかし，効果量は中等度であり，特に苦痛や問題行動を測定した場合には，高い効果量とは言えない。私たちの提案する認知モデルを使うことによって，苦痛と問題行動の改善の効果量については，少なからぬ増加が見られるのではないかと予測する。

　本章を書いた時点でピア・レビューのある学術雑誌に掲載されていた 12 の効果研究について調べてみた。調べたのは Pilling ら（2002）の批判的レビューに包含された研究と，その後に報告された 4 つの論文だった。それらのトライアルでは，CBT は精神病症状に対して明白な効果を示しており（Pilling et al., 2002），効果量は 0.6 で，フォローアップ時点では 0.93 に上昇していた（Gould et al., 2001）。12 トライアルのうち，9 つがうつ状態を二次的なアウトカム変数として測定していた。4 つの研究では苦痛度を測定していた。測定に使用されたのは，苦痛に関する下位

尺度をもつ精神病症状評価尺度（Psychotic Symptom Rating Scales：PSYRATS）（Haddock et al., 1999）または，Personal Questionnaire Rating Scale 技法（PQRST：Brett-Jones et al., 1987）であった。しかし，苦痛度だけを取り出して分析している研究はなかった（PSYRATS では，苦痛度尺度は他の下位尺度と合計されて，幻聴または妄想の総得点を出すのに使用される）。

　全体として見ると，うつ状態を測定している 9 つの研究のうち，3 つが CBT に関連してうつ状態のスコアが改善したことを報告していた（Drury et al., 1996; Sensky et al., 2002; Turkington et al., 2002）。うつ状態のスコアはすべて治療後に測定され，精神病症状への CBT のおかげで，一緒に生じていたうつ状態が改善したことを示唆していた。2 つの研究は，フォローアップ時点の結果から，より長期的なうつ状態改善効果が見られることを示していた（Drury et al., 1996; Sensky et al., 2002）。Drury ら（1996）の研究の場合，CBT プログラムの中に精神病に対する本人の二次的評価（例：喪失，恥）を修正しようとする試みが含まれていたので，その影響かもしれない。さらに，Tarrier ら（2001）は，陽性症状が改善すると，引き続いて気分状態も改善することを，治療の終結時の結果から示した。要約すると，うつ状態を測定した 9 つのトライアルのうち，3 つではターゲットにした精神病症状が減少すると，治療終結時点ではうつ状態も改善（Tarrier らの研究［2001］では気分の改善）していたことを報告していた。有意なうつ状態改善効果を報告している研究における平均効果量は 0.28 であった。ちなみに，全研究の精神病症状への効果量は 0.65（フォローアップでは 0.93 に上昇）だった（Gould et al., 2001）。妄想の苦痛を測定している 4 つの研究のうち，Durham ら（2003）の研究は PSYRATS で測定された妄想重症度（苦痛尺度は他の下位尺度と合計されて妄想尺度スコアになる）が改善し，Kuipers ら（1998）の研究では，フォローアップ時点でのみ，妄想の苦

痛度（PQRST で測定）が減少していると報告された。

　陽性症状には，重いうつ状態と苦痛が伴うことと，CBT が陽性症状に少なからぬインパクトを及ぼすことを考慮すると，うつ状態に対する CBT 効果が研究の3分の1にしか生じておらず，その効果量も低いのは驚くべきことである。このような結果を見ると，陽性症状だけを治療していれば，精神病における苦痛やうつ状態は緩和されるのだという前提そのものに疑念が生じてくる。

　この章の冒頭で示したテーマに戻ろう。私たちは，CBT を準 - 抗精神病薬とみなす研究戦略から，精神病体験とそれに「併存する」情動の問題や行動の問題から生じる苦痛を緩和するための真に*認知*に介入する治療法としてみなす研究戦略へと転換することを推奨したい。私たちの考えでは，CBT は，苦痛緩和という*独自の*役割をもっている。そしてこの捉え方の方が，情緒的な機能不全の根源を扱うことになると考えている。私たちは，このような考えに基づいた実践を治療アプローチ（第3章 - 第10章）とその効果研究（第11章）の中で試みた。

第3章

命令幻聴の認知行動療法マニュアル

　声の認知的モデルと第1章で説明した社会階級理論の原理，および第2章で概説した研究・実践上の独自の目標に沿って，私たちは命令幻聴のCBTを開発した。クライアントが声の全能性に挑み，深刻な結果につながる信念（例えば，抵抗すれば声がクライアントに危害を加えるという信念）に反証し，そして何より，声への抵抗から生じる苦痛を減らすことによって，自らの行動に対するコントロールを取り戻せるようにすることを眼として，私たちは命令幻聴のCBTを開発したのである。本章では，命令幻聴のCBTの手続きを概説し，症例を提示して，具体的に説明する。まず，アセスメント段階から始める。

第1段階：アセスメント

　この段階の主な目的は，精神病症状，なかでも命令幻聴と，それに対する認知，行動および感情のつながりのアセスメントであるが，その過程にはさまざまな作業，すなわち，関係構築，アセスメント，フォーミュレーション，コントロールの向上，目標設定などが含まれる。アセスメントは順序的には第1段階であるが，アセスメント過程は治療全体を通

して続く。また，以下に述べるように，アセスメントの主な機能は，新たな介入を試みる前に，前に行った介入の効果を評価することであり，系統的な介入全体の一部を成している。しかし，まずは，「命令」という語で私たちが何を意味しているかを明確にしなくてはならない。

命令の定義

命令は，「クライアントが人格化された声から発せられているものとして経験し，従わなければならないと信じている指令」と定義される。「家に火をつけろ」などの命令が直接的に聞こえるというクライアントもいれば，声が話す内容から解釈して間接的に命令を受け取り，従わなくてはならないという耐えがたい衝動が生じてくるというクライアントもいる。例えば，あるクライアントは「おまえ，臭うぞ」という声を聞き，それはただちにシャワーをあびるか入浴すべきだと言われていると解釈した。また別のクライアントは，声が「おまえは来週，出かけるだろう」と言えば，スーツケースに旅行準備をするだろう。したがって，私たちの命令の定義において必要なことは，臨床的査定を行う者や治療者ではなく，クライアント自身がその声を命令として解釈していることである。

関係構築

関係構築し，治療同盟で個人を治療に留めておくことは，いかなる心理療法においても基本である。しかしながら，命令幻聴の体験が混乱や強い苦痛を伴う性質をもっていることから，聴声者との関係構築が非常に困難になることがある。したがって，しっかりした治療同盟を構築するには，一般原則への配慮と同様に，個人に特有の原則にも配慮しなければならない。関係構築セッションの特徴を以下に示す。

- 共感的傾聴と，セッションの柔軟なアレンジ（場所，時刻，セッショ

ン時間の加減）を行って，ラポールと信頼関係を構築する。
- 傾聴し，声が聞こえるという体験や，声に関する信念について，クライアントが詳細に話しやすいように支援する。
- クライアントの参加とクライアントにとって優先順位の高い問題を重要視する姿勢を強調しながら，特に，声が聞こえるせいで本人が感じている苦痛と動揺を和らげられるよう支援する。
- 関係構築の過程を脅かしかねないような問題，および，関係構築を弱める信念を予測する。例えば，クライアントは治療に何を期待したらよいのか，どのようなペースで行われるのかなどを心配するかもしれない。あるいは症状に関する情報を打ち明けると，強制入院させられるのではないかと心配するかもしれない。
- 象徴的な「パニックボタン」を用いて，クライアントに治療過程をコントロールしてもらうことができる。これを使って，いつでも面接を中断できるようにする。

　クライアントは，自分の体験について話すことに慣れていないかもしれないし，命令する声の体験を話すと治療者が「狂っている」と思うのではないかといった不安を感じるかもしれない。治療者は，どんなことでもオープンに話していいのだということを明確に伝え，クライアントが楽に話せるようにする必要がある。
　声が治療や治療者の信頼性に対する懸念を表明するため，クライアントが治療の続行をしぶることもある。あらかじめ声が治療者に対して批判的なことをコメントするかもしれないと予測しておけば，クライアントとの関係を保持するための戦略が立てやすくなる。

「認知」モデルに馴染んでもらう

　「認知モデルに馴染んでもらう」とは，患者が以下に述べる内容を身に

つけるための支援プロセスを始めることである。つまり，クライアントが事実と信念とを区別しやすいように支援し，信念というのは事実とは異なり，本当のこともあれば，そうでないこともあり，変えることもできること，特に有益でない信念のときには変えられることを理解してもらうことである。したがって，例えば，クライアントに命令幻聴があるのは事実だが，「声が全能である」あるいは「声に従わなければならない」というのは，どんなに確信していたとしても，それは信念であることを指摘することになるだろう。どのような例を用いるかは，慎重に考えて決める。手始めに扱う信念は，クライアントの確信度が100％未満のものを選ぶとよいだろう。また，その信念について疑念をはさむ用意があるものにしておくとよいだろう。この初期段階に予めこのような準備的な作業をしておくと，クライアントが変化に向けていくらか楽観的に考えられるようになったり，治療者と共に治療を続けていく動機づけを高めたりするのを助けることができる。

　ここで導入できるもうひとつの戦略は，その信念が正しかった場合，間違っていた場合，それぞれのメリットとデメリットをよく考えて，声にまつわる信念を検討してみることの理由づけをしっかりさせることである。ひとたび，その信念が間違っていたら今より「楽になる」だろうと思えれば，クライアントが治療を続けようとする動機は高まるだろう。

アセスメントとフォーミュレーション

　アセスメントとフォーミュレーションは，第2段階の介入に先行して行われ，方向づけを行うもので，第1段階の核となっている。しかしながら，実践では，アセスメント，フォーミュレーション，および介入は，継続的，相互的で反復的な過程になる。この初期セッションのうちに，命令する声に関連している信念システムを特定し，フォーミュレーションする。しかし，以下に示すように，初期のセッションで作られた

フォーミュレーションは，のちのセッションで修正され，心理的起源や別のフォーミュレーションはないかが調べられる。

　核となる4つの信念から，クライアントと声の力関係を定義する。4つの信念とは以下のようなもので，初期のセッションで調べておく。

- 威力とコントロール（例：声は聞き手よりもはるかに強い力をもっている，声の聞き手はその声を一切コントロールできない，という信念）
- 服従，抵抗，なだめ行動（例：声に従わなければならないし，もし抵抗するのであれば，声をなだめる必要がある。また，もし声に従わなかったり，充分になだめなかったりすれば，声は聞き手に危害を加えることができる，という信念）
- 声の正体（例：その声は神あるいは悪魔である，という信念）
- 目的と意味（例：声の聞き手は過去の行いのせいで声から罰せられている，という信念）

　治療者はこれらの威力に関連した概念と社会階級理論の枠組みを用いて，声に対するクライアントの信念を調べる。こうした信念のアセスメントや，症状および行動の全般的アセスメントは，前述したような面接および以下の質問票や評価尺度を用いて行われる。以下に挙げる質問票や評価尺度のいくつかは，命令幻聴用に開発されたものである。一部は付録に収録した。

- 声に関する信念質問票（Beliefs about Voices Questionnaire：BAVQ—Chadwick & Birchwood, 1995；BAVQ-R—Chadwick et al., 2000）。これは，幻聴に関連した重要な信念を測定する。声の悪意・善意，声との関係における「関与」と「抵抗」の両側面について調べる尺

度である。この尺度と対になっている認知アセスメント調査票と同様に、通常は最も支配的な声（この場合、最も支配的な命令幻聴）について記入する。

- 認知アセスメント調査票（Cognitive Assessment Schedule：CAS—Chadwick & Birchwood, 1995）は、その個人が声との関係においてもつ感覚や行動、または声の正体、威力、目的や意味、服従や抵抗の結果などについての信念をより詳しく評価するもので、BAVQ-Rとセットで用いられる。
- 幻聴コンプライアンス尺度（Voice Compliance Scale：VCS—Beck-Sander et al., Birchwood & Chadwick, 1995）。これは、特に命令幻聴の頻度、および特定された個々の命令への服従・抵抗のレベルを測定する他者評価尺度である。研究ツールとして開発された尺度であるが、通常の臨床アセスメントとして用いることができる。その際は、自分が従わなければならないと感じた前8週間の命令や関連行動（服従または抵抗）に関する報告を患者（あるいは親族など他の情報提供者）から得る。その後、臨床家は以下の尺度を用いて個々の行動を分類する：なだめ行動も服従もしない（1点）、象徴的ななだめ行動、すなわち無害なおよび／または有害な命令に従順である（2点）、なだめ行動、すなわち準備するような行動または行動したふり（3点）、1つ以上の過酷な命令への部分的な服従（4点）、1つ以上の過酷な命令への完全な服従（5点）。
- 幻聴との力関係尺度（Voice Power Differential Scale：VPDS—Birchwood et al., 2000）(付録1参照)。これは、強さ、自信、尊重、有害性、優位性、知識量を含む声の要素に関して、声（通常、最も支配的な声）と聞き手の間の主観的で相対的な力の格差を測定する。それぞれ5段階で評価し、その得点から声の力の総合得点を算出する。
- 全能性尺度（Omniscience Scale：OS—Birchwood et al., 2000）。こ

の尺度は,「声が聞き手の個人的情報をどの程度知っているか」について聞き手がもつ信念を測定する。

ターゲットとなる特定の信念を評価するこれらの尺度に加え,私たちは,以下の確立された尺度を用いて,症状と苦痛のより大まかな評価を定期的に行っている。

- 陽性・陰性症状評価尺度(Positive and Negative Syndrome Scale: PANSS—Kay, Fiszbein & Opler, 1987)。これは,広く用いられている確立した尺度で,精神状態を測定する包括的な症状評定尺度である。
- 精神病症状評価尺度(Psychotic Symptom Rating Scales:PSYRATS—Haddock et al., 1999)は,幻聴や妄想のさまざまな側面に関連する苦痛度を測定する。PSYRATSの幻聴尺度は,頻度,持続時間,どの位置から聞こえるか,声の大きさ,声の起源に関する信念(外在/内在),ネガティブな内容の量と度合い,苦痛の量と強さ,生活やコントロール能力にどの程度支障をきたすかを評定する。妄想尺度では,没頭や確信度の量と持続時間,苦痛や生活への支障の量と強度を評定する。すべての尺度が0点(ない)〜4点(極度にある)で評定され,幻覚や妄想の合計得点が算出される。
- カルガリー抑うつ尺度(Calgary Depression Scale for Schizophrenia:CDSS—Addington et al., 1993)は,統合失調症と診断された人の抑うつレベルの査定に特化して作られている。短時間でつけられる信頼性の高い他者評価尺度であり,陰性症状と重複することなく,抑うつ気分や失望,自己の過小評価,言語化される自責的考え,病理的な罪悪感,朝の抑うつ,早朝覚醒,自殺企図のリスクの高まりと観察された抑うつを測定する。

- 命令に基づいた行動のリスク評価尺度（Risk of Acting on Commands Scale：RACS，付録2）。この評価尺度は，命令に基づいて行動するリスクのレベルと命令に関連した苦痛の量を明らかにすること，およびそれらのレベルが治療の進展に伴って変化する様子をモニターしやすくすることを目的に筆者らが作成した（付録2参照）。

　クライアントが抱える問題の複雑さに的確な同調を示したり，クライアントとクライアントの関心事を真剣に受け止めているというメッセージを強調したりしながらこれらの評価を行っていけば，評価自体が関係構築の一過程になるかもしれない。評価は，最初のアセスメント段階において行われるのが最も一般的であるが，そうすることで，介入の計画を立てたり介入の最初のターゲットを定めたりするための補助的な役割を果たす。介入の影響を測定するには，いくつかの評価（特に感情，信念を評価するもの）を繰り返し用いるやり方が最もよく役立つことに私たちは気づいた。一方，精神状態や徴候のより広範囲な評価は，侵入的すぎて反復的な使用に向かないため，その評価は治療の終結時あるいはフォローアップのときがベストだと考えられる。

　私たちが行った命令幻聴のCBTの無作為割付対照試験の一部として，治療評価に役立つツールを新たに開発した。命令幻聴のCBT治療アドヒアランス・プロトコル（付録3参照）である。これは，治療者が命令幻聴のCBTの原則と実施法をどこまで忠実に守っているかのアセスメントができるようになっており，治療の各段階でとるべきステップに役立つガイドになっている。治療セッションの録音や録画と合わせて用いると，プロトコルは使いやすいトレーニング教材あるいは忠実性の指標として役に立つ。

フォーミュレーションの組み立てと共有

　治療者の次なる課題は，これらの声の威力についての信念が，声に関するクライアント自身の考えであるということに本人が気がつくのを助けることである。すでに関係構築のごく初期に開始された認知的モデルに馴染むためのプロセスは，このように，段階的に，念入りに構成され，アセスメントの全過程および治療の全過程を通して継続的に進められる。治療者は，「引き金となる出来事としての声（すなわち，声が実際に語る内容）」と，「声の内容に対するクライアントの解釈」を注意深く区別する（治療者自身にもクライアントにもわかるように）。

　次に治療者はフォーミュレーションを行う。「声の正体」と「クライアントと声の力関係」に関するテーマと，その結果としての従属の必要性，または抵抗する場合にはなだめ行動の必要性，そして従属もなだめることもしない場合に生じる罰を受ける恐怖をめぐってフォーミュレーションは展開される。フォーミュレーションができあがると，治療者はクライアントに対してそれを試みのかたちで提案してみる（より好ましくは，ソクラテス式質問法でそれを引き出す）。ここでのねらいは，共有された理解に達することである。

　理解の共有までいけば，治療者とクライアントは，おそらく治療の後の段階でこの力関係が，心理的に何に由来するのかを検討できるであろう。そのようにして，クライアントが説得力をもつ代替となるフォーミュレーションを得ると，声の威力はさらに弱まるであろう。これはアセスメント戦略でもあれば，介入でもあるので，後の第2段階の一部として説明する。しかしながら，この早期の段階でも，治療者の内心では，再フォーミュレーションを進め，後に適切なときに使うための準備をしておくとよいだろう。この点について，私たちが経験したデビッドの事例で説明する。治療者は，仮説として，声についてのデビッドの信念は，子供時代のレイプのトラウマから起きたのではないかと考えた。デビッ

ドの信念は，幻覚体験を受け止め，理解しようとする試みだとみなされた。関連した評価のテーマは，一方では，無価値感や自分は罰を受けて当然であるという感覚と結びつき，他方では，虐待者への怒りと結びついていた。そして，デビッドは虐待者のことを「信頼関係を悪用した人」とみなした。この暫定的フォーミュレーションを，期が熟したときには介入戦略として使えるように，治療者は内心で準備し続けた。このように命令幻聴のCBTは，いくつものレベルで進行する。初期には，服従についての信念やコントロールや声の正体についての信念のレベルに働きかけ，後には声の意味や目的についての信念，そしてそれらが，クライアントの自信や他者についての信念とどのような関係にあるのかに取り組み，進めていく。クライアントによっては，後者の段階まで進まないかもしれないが，後者の段階が治療に必要で望ましいものかどうかについて，治療者とクライアントは，継続的に判断する必要がある。フォーミュレーションを検討し，共有しあう過程（実際の治療プロセス**そのもの**）においては，認知療法（例えば，Beck et al., 1976）において長く確立されてきた誘導的発見法や協働的実証主義のスキルや，論理情動行動療法（例えば，Dryden, 1995）の教訓的手法やソクラテス式質問法を必要とする。

コントロールの向上

コントロールを向上させる過程では，対処レパートリーを広げたり，強化したりすることが必要となる。つまり，声と関連した苦痛を減らすために，その人の現在の対処戦略を増強し，ほかの聴声者でうまくいった新しいアイディアを紹介することである。たとえば，思うがままに声を始めたり，止めたりすることを学ぶ（後述）。役立つ戦略のひとつは，声と聞き手の関係もまた，（人間関係と同じように）相手との間に境界線を引くことのできる関係として位置づけることである。ここでの目標は，

いつも声に聴き入り，声が意志決定するのを待つ代わりに，自分で自分の時間をもてるようにし（声を止める），声に注意を向けるかそらすかを自分の意志で決められるように援助することである。

これらの対処戦略は，ただちに苦痛をいくらかでも和らげ，治療同盟を固めるために役立つだけではなく，ゆるやかに威力に関する信念に挑戦する過程にとりかかるものでもある。このようにしてコントロールの向上は，アセスメントと介入の両方の段階にまたがる。アセスメントと介入というのは，概念的には分離した課題であるが，臨床的には統合された活動であるという事実を明確に示している。

コントロールの向上は，多くの目的を果たすように計画されている：

- 声に対処する能力を強調し，自分の無力さへの反証を作り始める。
- 声をいくらかでもコントロールする力量があることを強調することにより，声の威力への反証を作る。
- 声の出現を増やす／減らす要因の理解を深める。
- 治療同盟を下支えする手段とする。

治療目標の設定

治療目標はクライアントの苦痛の緩和となだめ行動の減少にある。これらの目標の意味するところは，威力についての信念を同定し修正することである。というのは，認知モデルにおいて，この信念が苦痛と行動の大きな原因になっているからである。そのために，「クライアントが容認している声についての信念を同定」して，「その信念に疑念をはさむための理論的根拠を育てる」。この2つの課題はすでに，前述の各段階の中で進めてきていることが多いだろう。しかしながら，目標設定をする上で重要な課題は，代わりの信念を育て，これを使って，容認している信念と置き換えることである。表3.1に，容認している信念と代わりの

表 3.1 容認している信念と，代わりの信念の例

容認している信念	代わりの信念
● 声が私を傷つけないように，私は従わなければいけない（少なくとも部分的には）。	● その声は私に危害を加えることはできないので，私は命令に抵抗してもいいし，無視してもいい。
● 私は声をコントロールできない。	● 私は声をコントロールできることを学んできている。使うことのできる対処戦略を挙げると…
● 声は強力なので従わざるを得ない。	● 声は強力ではない。だから従わなくてもよい。

信念の例を示す。

　第1段階の終わりまでに，クライアントと治療者は，以下の点について共有された理解をもつ必要がある。

　まず，「目標は，苦痛となだめ行動を減らすことにある」ということである。これは，クライアントの苦痛となだめ行動が，声自体よりも，声についての信念の結果であるという洞察をクライアントが得られるように援助することを含んでいる。苦痛と行動は，声についての信念によって生じているのであって，声*そのもの*が自動的に生み出すものではないという見方をもてるように援助する。例えば，クライアントに，その声は詐欺師だと想像してみるように言ってみる。その上で，もしもそうだとしたら，自分の感情や行動はどのくらい変わるだろうかと尋ねる。

　次に，「信念は変えることができるし，目標はそれを機能的な別のものに変えることにある」。声についての信念は，事実ではなく仮説である。すなわち，推論や解釈なので，正しいこともあれば，間違っていることもある。治療者は，クライアントが信念に対してもっている疑念や，時間の経過の中で信念に生じた変化があるようなら取り上げ，クライアントの解釈が決定的でもなければ変更不能でもないことを理解できるようにする。代わりの信念が育まれ，検証され，採用される。このような方

法で信念を疑い,そして検証するのは,苦痛を減らし,生じている支障を減らすためである。

第2段階：介　入

　この段階のねらいは,知覚されている威力の差をはっきりと崩すことである。命令幻聴に特徴的な服従と苦痛の問題全体の背景には,知覚されている威力の差があると,私たちは信じている。具体的に言うなら,目的は,前述の4つの威力についての信念に挑戦することで,結果的に以下を目指すのである：

- 知覚された声の威力を下げ,聴声者の威力を上げる。
- 服従行動となだめ行動の減少,抵抗の増加。
- 声の正体についての確信を弱める。
- 罰せられている,または罰せられるだろうというクライアントの確信を弱める。

　一般的な方針として,治療者はクライアントに真正面から挑戦するのではなく,誘導的発見法等の多様な間接的手法を使う。アセスメント時期に,信念に疑念の種をまくことをしているので,うまくいけば治療者はクライアント自身の疑いをここで引き出し,過去や現在にクライアント自身が気づいた信念に矛盾する根拠や矛盾する行動,そして,声が間違っているかもしれないという懸念を取り上げて使うことができるだろう。「コロンボ」的手法は,好奇心を強調した特に強力なソクラテス式質問法のひとつであり,好奇心を示しながら矛盾点を穏やかに指摘するやり方である（Fowler et al., 1995）。

声についての信念への挑戦

　非機能的信念に対する挑戦には，「クライアントの信念の根拠に疑問をはさむこと」「クライアントの信念の矛盾を明らかにし，論理的推論に沿って考えてみること」「信念の反証をするために現実検討すること」「声の質を『ノーマライズ』すること」，そして「声に対してもっと主張的に反応すること」が含まれる。

根拠に疑問をもつこと

　ここでは認知療法のお決まりの手順を使うことができる。つまり，同定された信念を支持する根拠を最初に挙げ，それからそれに反する根拠を挙げるというものである。たいていのクライアントでは，支持する根拠を生み出すことは簡単にできるが，信念に反する根拠を作るには助けが必要となる。治療経過の中で現れてきた根拠も含め，過去において声が言っていたことへの矛盾点への気づきから，そのような矛盾する根拠は作り上げられる。そして，それぞれの信念を支持する根拠と反する根拠を「かなり確信している」から「ほとんど確信していない」まで，順序づけるようにクライアントは求められる。信念を支持する根拠が本当かどうか検討していくのだが，最初は最も説得力のない根拠から始める。クライアントは代わりの説明を考え，その説明を支持する根拠とそれに反する根拠を比較してみるように求められる。例えば，デビッドは，「かつて声が自分を傷つけたか」，あるいは，「本当に『魂』が物理的にそんなことをすることができたのか」についての根拠を探したが，何も見つからなかった。そして，デビッドは，声が彼に物理的な危害を加えることができるという信念を支持するものは何もないので，罰を受ける恐怖を感じずに，その命令を無視してもよいことを，少しずつ理解するようになった。

論理的推論

これは，一連の議論の流れをスモールステップで進め，最終的には信念に確固として挑戦するようなステップへとつなげていくことである。このエクササイズの重要な部分は，その議論の鍵となる各ステップを確立してから，その後，それらをつなげることにある。

信念についての現実検討

行動実験は，信念の妥当性を検証するために使うことができる。これは，何か破局的なことが起きるという予測を検証するために，行動を差し控えたり，敢えてとったりすることが課題となる。この戦略は，「もし声に従わなかったら，声に罰せられる」というクライアントの信念を検証するために，とても役立つ。例えば，多くのクライアントはなだめ戦略をもつようになる。つまり，あまり深刻でない行動を演じることで，もっと深刻な命令に抵抗するのである。私たちは，そのようななだめ行動の使用を，安全確保行動であるとみなしている。安全確保行動は，個人がまったく命令に従わないことによる結果を検証する妨害となるものである。個人は，その人自身の威力とコントロールを向上させるのと同時に，なだめ行動を減らし，恐れていることは起きないということを発見するように促され，このようにして信念が弱められる。例えば，デビッドは「その声が危害を加えるだろう」という信念を疑い，命令を無視することで，この検証を行った。そして，そのような検証をいくつか行った後，何も起きないということを発見した。

声のノーマライジング

クライアントは，声を人格化したり，理想化したりしている。その結果，全能性についての信念と，全知性についての信念ができあがる。治療では，声を「ノーマライジング」することをねらっている。これは，

人間が誤りを犯しやすいように，その声も，たとえて言うなら神のようなものではない，ということを強調したやり方である。時には，何にでも鼻を突っ込みたがる隣人や，学校のいじめっ子などを引き合いに出し，彼らは注目を集めたがっているだけなので，無視するのが一番であると伝えることも役立つだろう。

声の命令に疑念をはさむ

直接的に声の命令に疑念をはさむことは，行動的検証の延長である。クライアントが声との威力の差を確信しているときには，その声に自己主張的に挑戦することが役立つとわかるかもしれない。例えば，声の命令に反応する際には，クライアントは「どうして私がそうしないといけないの？ どうしてあなたは自分でやらないの？」と尋ねてもいいだろう。そのような行動的反応は，クライアントに非機能的な威力についての信念に反し，かつ，新しい機能的信念の道筋に沿った行動をとらせるように計画されている。このようにして，さらに前者を弱め，後者を強めているのである。

抵抗の利点の強調

治療者は，クライアントに対して，命令を実行することで予想される結果と，抵抗した場合の結果を比較し，見きわめられるように支援する（例：不安の軽減という短期的な利益は，長期的な不利益によって，打ち消されるであろう）。この目標を追求する際，治療者はクライアントと一緒に，どのような推論が関わると「重大な罰が起こる可能性が，やむにやまれぬ確かなものであるように見えてしまう」のかを検討し，それに挑戦する。例えば，破局的信念が同定される場合には，治療者は，その命令に従うことは，一種の安全確保行動であるから，信念の反証を妨げているという考えを検討する。そのような信念は前述の手法によって

挑戦され，検証される。

声を止めたり，始めたりする（声スイッチのオンとオフ）

　距離をもって主観的な体験を見つめることができるようになると，声の活動性を開始したり止めたりすることを学ぶことで，声に対するコントロール感覚を強めることができる。これは，以下のステップを使うことで達成できる。

- 声の頻度や大きさを，増したり減らしたりするような，きっかけや戦略を同定する。
- 面接中に，声を減らすための戦略を使う練習をする。
- 「声の活動性を止めるだけでなく，開始することもできて初めて，コントロールしていると言えるのではないか」という考え方を提示する。自動車運転の学習をたとえとして用いることができる。車をコントロールできていると感じるためには，車を走らせたり，止めたりできることが必要であると説明する。
- クライアントは，短時間ずつ，声の活動を始めるか増やすかするよう促され，その後，減らすか止めるように促される。この時間はだんだんと延ばされる。デビドのケースでは，彼は声を意のままに始めたり止めたりすることを学んだ。彼は面接中に声を活性化することができた。それは，虐待についての新聞記事を読むことによってできた（彼は，子供時代に虐待されており，児童虐待に関する報道に触れると声が活性化された）。彼は，それから，他の問題について話すことによって，その声を止めることができた。

　クライアントがいくらかでもコントロールを達成したなら，声の全能性についての信念への影響をよく検討すること。

聴声者が知覚する自らの威力の増強

ここでクライアントは，自分自身が主導権とコントロールをもっている証拠を同定する。声の威力についての信念に挑戦することをねらった前述の介入の多くは，同時にそして必然的に，声ではなく，クライアントが主導権とコントロールをもつことを証明するであろう。ソクラテス式質問法によって，治療者はクライアントが罰せられることなく声の命令を無視することができ，声のスイッチを入れたり消したりすることで声をコントロールすることができ，苦痛な声ではなく自分自身を大切にし，活動し続ける能力をもつことができるという発見を援助する。目的はその人が主導権とコントロール感覚を確認できるよう，援助することである。

再フォーミュレーション

時には，声の威力についての信念に疑念をはさみ，挑戦することによって，命令幻聴の説明を再フォーミュレーションすることができる。あるいは，時には，第1段階で概説したように，声の心理的起源や声の正体という点からも，再フォーミュレーションが可能になることがある。再フォーミュレーションは，上手に扱われ，タイミングよく行われれば，**強力なとどめの一撃**となって，声の威力と正体についての信念をついには解体することができる。デビドのケースでは，これまでに説明してきた方法によって，威力に関する信念を弱める段階に到達してきていたので，治療者は次の考えを検討した。声は，今日のミスターXが話しているのではなく，レイプに対するトラウマ反応であり，もととなった体験の再現の一種なのではないかと。デビドは，徐々に声がミスターXであるという信念に疑問を持ち始め，声は，特定の出来事によって引き起こされた辛い感覚への反応だったという可能性を考えてみるようになった。

私たちは，これから，ラルフへの援助を示すことで，命令幻聴のCBTの各段階をどのように行ったかを説明する。どのようにして命令幻聴のCBTを，別のタイプのしばしば困難な問題に対して修正して用いればよいかについては，第4章から第10章の中で示す。

ラルフ

ラルフは，33歳の男性で，16歳から声が聞こえ始めた。9歳のときに性的虐待を受けたと報告されている。彼はその虐待について仲間からいじめを受け，身体的にも精神的にも苦痛を受けた。そして徐々に破壊的になり，監督するのが困難になった。母親には対応できなくなったので，14歳で施設に入れられた。16歳のときには盗みを行い，少年院送りとなった。声が聞こえ始めたのは，このときであった。22歳から25歳まで声の寛解を経験したものの，それ以降はほぼ毎日のように声を聞いていたと報告されている。

第1段階：アセスメント

初期アセスメントのときにラルフは，3人の男性の声によって常に苦しめられていると報告した。声の内容は，いつも不快で否定的なものだった。それは自分への脅しだったり（例：「おまえを刺すつもりだ」），自己概念に対する言語的虐待だったり（例：「おまえは変態だ」「おまえは邪悪だ」），自傷や他害の命令であった（例：「自殺しろ，おまえは死んだほうがマシだ」「行ってハンマーを取ってこい。そして《ラルフを虐待した》Xを殺せ」「父親を殺せ」）。その結果，極度の恐怖を感じたとラルフは言った。彼は少なくとも日に一度，特に夜に声が聞こえた。それはしばしば何時間も続いたが，彼は，それらを聞くほかないと感じていた。彼は，声に怒鳴ったり悪態をついたり，テレビを見たり，ラジオを聴い

たり，アルコールを飲んだりすることによって対処していた。

幻聴との力関係尺度（Voice Power Differential Scale：VPDS）（Birchwood et al., 2000）を用いた評価によれば，ラルフは声が自分よりも，威力，強さ，自信，知識においてより優れていると信じ，声が自分を傷つける力の方が，自分が身を守る力よりも強いと考えていた。

彼は，以下の理由から，声には強大な威力があると信じていた：

- 声をまったくコントロールできなかった。
- 声は頻繁だった。
- 大きな声で，持続的に言ってきた。
- 声が何か言うとしたら，それは真実に違いなかった。
- 声に心を支配された。

声の正体についての信念

ラルフは声のうちのひとりが彼を虐待した者であり，他のふたりは悪魔だと100％確信していると報告した。「そのように聞こえた」からというのが理由であった。

声の目的と意味についての信念

ラルフは，過去の自分の悪事が原因で人々に虐げられていると信じていた。例えば，彼は青年時に強盗と窃盗を犯していた。また，彼は母の死に対して責任があると感じていた。さらに性的虐待を受けていたことから，声が自分を罰していると考えていた。彼は性的虐待の責任が自分にあると考えていたからである。

服従または抵抗についての信念

ラルフは，声に反応して薬物を過剰摂取したことが過去に2回あった。

また，声をなだめるために浅くリストカットしたこともあった。彼は声に従うことを強要されていると感じていたが，刑務所に入れられることを恐れて他人を殺せという命令には抵抗していた。しかし，もしも声による苦痛が続くようなら，命令に従って行動してしまうのではないかと恐れていた。ベッドから出ろという命令にはほとんどの場合従っていた。

コントロールについての信念
　ラルフは，ほんの時折ではあったが，声をいくらかコントロールできると考えることもあった。

ターゲット行動
　介入のターゲットとなる主な服従行動は，リストカット（なだめ行動）を含めた「自傷や他害の命令に従った行動」と確認された。

第2段階：介入
声のコントロールについての信念への挑戦
　治療者の援助によって，ラルフは声をさらにコントロールするための対処戦略の幅を広げていった。例えば，声に苦しめられたときに，信頼のおける人に話すことが助けになることに気づいた。また，サポート付き住居に住むことによって，必要があれば24時間，支援を受けることができた。他にも，以下のような方法があった：きっぱりと「やめろ」とか「あっち行け」と声に言うこと（ひとりのときは声に出して，人前では心の中で）；ラジオを聞いたり，テレビでサッカーを観戦したりすること；友人と会い，活発に行動すること；薬を定期的に飲むこと。これらの方法が強化されるにつれ，声のコントロールができるようになることが示された。

声の威力を支持する根拠と反する根拠の検討

　ラルフは前述の対処戦略を使うにつれ，以前よりも声をコントロールすることができるのではないかと考え始めた。「自分が，声と同程度の威力をもっている」という新しく出現した信念を支持する根拠として，彼が対処できたという根拠を使用した。

　徐々に，ラルフは落胆したり不安な気分になったりすると，しばしば声が悪化する（すなわち，より大きく，より頻繁になる）ことに気づいた。また，不安やうつ状態に対処するための戦略を学習することにより，彼は，より力をつけたように感じた。

　さらに，「声が何か言うとしたら，それは真実に違いない」という信念が検討された。

　　　声は，「おまえが母親を殺した」と言った。そこで彼の母の死の状況が調査された。ラルフは，母親の癌の進行を止めるために何かするべきだったと考えていた。しかし，母親を病気から助けるために彼と彼の家族ができることすべてをしたということを彼は認めた。ラルフは，母親は病気（癌）で亡くなったのであって，自分は母の死に対して何も責任がないと結論づけた。

　　　声はラルフを変態だと言った。しかし，この主張を支持する根拠はなかった。ラルフは他人を性的に利用するようなことは一度もなかった。それどころか，子供のときの彼は虐待の被害者であり，加害者ではなかった。

　　　声はラルフを邪悪であると言った。ラルフは，身体的にも感情的にも人を傷つけることに罪の意識を感じずに楽しむ者，そしていかなる場合でも他の人を助けようとしない者を邪悪であると定義した。

ラルフが邪悪であるという根拠は何も見当たらなかった。一方でラルフには優しさと思いやりがあって，人々を陥れることを嫌う人間だということを示す多くの根拠があった。

以上のような根拠は，声が言ったことが真実であることに疑いを投げかけ，声は嘘つきで信用できないという結論を導いた。その結果，声が脅迫してきたり，自分や他人について不愉快なことを言ったりするときに，声を信用する必要はないと彼は結論づけた。

以下の信念についても検討された。声は頻繁に，時には大声で言うものだから，従わなければならないとラルフは信じていた。この信念に挑戦するために，以下のような質問がラルフになされた。「誰かに繰り返し『あなたは，ピンクのキリンである』と言えば，それが本当になるのだろうか」。ラルフはただ繰り返してものを言われるからといって，それが自動的に真実であるとか，そのように行動しなくてはいけないわけではないと結論づけた。

徐々に，ラルフは声が言ったことを信じるべきか否か，命令に従って行動すべきか否かを自分で選択することができると考え始めた。

命令幻聴への服従または抵抗についての信念の検討

命令に従って行動することの長所と短所が検討された。ラルフは人に危害を加えたいわけではなく，刑務所に入れられるというような否定的な結果になることも嫌だと考えていたので，人を殺したり傷つけたりするような命令には抵抗すると結論づけた。声は彼が行動してくれることをあてにしているのであって，物理的に行動させることはできないと彼は考え始めた。ラルフは落ち込んでいると，自分自身を傷つけたり殺したりするように言う命令に従ってしまいやすくなることに気づいた。落ち込んだときに，行動を管理する計画が立てられた。

なだめ行動の減少

治療の間，ラルフは自傷や他害のような，より深刻な命令に抵抗することを選択した。しかし，彼は「ベッドから出なさい」というような命令には応じた。そして，それはなだめ行動もしくは安全確保行動であるとみなされた。ラルフは，想定されるような結果が起こるかどうかを見るために，こうした大した問題にならない命令に抵抗してみるように勧められた。恐れていた結果は起きなかった。

声の意味と正体についての信念の検討

ラルフは過去の非行のせいで虐げられていると考えていた。そこで他の説明が提案された。すなわち，子供時代や青年期のストレスの大きい出来事が，ラルフの精神健康上の問題の引き金となったという考えである。彼と声との関係と，彼と虐待者との関係との間には，つながりがあった。子供時代に，ラルフは虐待者に抵抗する力はないと感じていた。虐待者との関係がそうであったのと同様，ラルフは自分を声より下位であると認識していた。しかし，治療によって，ラルフは声や重要な他者に対して自己主張ができるようになった。例えば，彼は声の命令に反するかもしれない行動についても，するかしないかを選択できるということを学習しつつあった。ラルフは，友人や家族，スタッフとの間で自己主張できたさまざまな場面について語り始めた。例えば，精神健康上有益であると感じたので，自分からアパートを出てサポート付き住居に移り住んだ。また，声や他の出来事によって苦痛を感じると，信頼できる人に積極的にサポートを求めるようになった。そして，信頼できる人に自分の経験を以前よりも心を開いて話すようになった。彼はもはやそうすることを恥ずかしいとは感じなくなった。

結　果

　幻聴との力関係尺度（VPDS）（Birchwood et al et al., 2000），および精神病症状評価尺度（PSYRATS）（Haddock et al., 1999）の「声のコントロール感尺度」と「声の苦痛尺度」を治療前後で測定した。VPDSでは声と聴声者との間の威力の格差を，全体および各特徴別に5件法で測定する。PSYRATSは，複数の側面から幻聴および妄想の重症度を測定し，その中には，症状に関連した苦痛の量と強度も含まれている。

　表3.2にまとめたように，ラルフを取り巻く力関係に変化が見られるに伴い，苦痛が大幅に減少したことが評価された。結果は，ターゲットとされた声に関する信念の多くが，治療の終わりまでに有意に変化したことを示している。ラルフは，前よりも声をコントロールできるようになり，自分が声と同等の強い威力をもっていると考えていた。彼は，自分自身や人に危害を加えるように言う深刻な命令に従って行動しなくてはならないと感じることはなくなった。そして，もはや虐げられていると感じることもなくなった。加えて，ラルフが治療後には前ほど声によって苦しめられなくなったことを所見は示している。しかし，悪意のある声は聞こえ続けたために，それに対してはやはり動揺した。声の正体に関しては，声のひとつが虐待者のものであるというラルフの信念に対して，いくつかの疑念が投げかけられたものの，やはり部分的には虐待者なのではないかと確信していた。声への対処方法を学び，声の言ったことを疑い，それに立ち向かうことを学ぶという点で，声について話し合う機会を得られたことは，とても役立ったとラルフは感じていた。

表 3.2　ラルフの治療前・治療後の測定結果のまとめ（1-5段階）

尺度		治療前	治療後
威力差[1]	威力	5 （声の威力の方がはるかに大きい）	3 （自分と同程度の威力）
	強さ	5 （声の方がはるかに強い）	3 （お互い同程度の強さ）
	自信	5 （声の方がはるかに自信に満ちている）	3 （お互い同程度の自信）
	知識	5 （声の方がはるかに知識がある）	3 （自分と同程度の知識）
	危害	5 （声の方が私よりはるかに危害を加えることができる）	5 （声の方が私よりはるかに危害を加えることができる）
	優位性	5 （声の方がはるかに優位）	5 （声の方がはるかに優位）
声に対するコントロール感[2]		3 （時々コントロールできる）	1 （たいていの場合コントロールできる）
苦痛[2]		1 （非常に苦痛）	3 （中程度：苦痛でも楽でもない）
信念 抵抗／服従		5 （無理に従わせられる）	3 （かなり悩まされる）
優勢な声の正体 （確信度％）		自分を虐待した者の声：100％	自分を虐待した者の声：50％
意味にまつわる信念		過去の出来事に対する迫害（100％）	声が自分の思考を混乱させている（50％）

[1] 幻聴との力関係尺度（Voice Power Differential Scale：VPDS）
[2] 精神病症状評価尺度（Psychotic Symptom Rating Scales：PSYRATS）

第4章

トム

　本章と以下6つの章では，トムをはじめ，命令幻聴に苦しむ人々に対する命令幻聴のCBTの適用範囲についての詳細を紹介する。いずれのケースも，治療にあたったのは第1著者のサラ・バーン医師であった。ケースは，男女別に，いろいろな背景と年代，困難のタイプと重篤度を代表できるように，私たちのトライアル（第11章）に参加した19名の中から選ばれた。したがって，「最もうまくいった」ケースを選んだわけではなく，わりとうまくいったケースから，あまりうまくいかなかったケースまでを選び，命令幻聴のCBTを臨床家が実践しようとする際にどのような課題があるのかを現実的に描き出すことを試みた。各ケースの紹介は，第3章で説明したプロトコルに沿って描いたが，読者がお気づきになるように，個人の特異なニーズにあわせて，かなりの柔軟性と配慮をもって関わっている。事例の最初に，個人の背景に関する簡潔な情報を提示した。続いて，アセスメントと，介入の主な項目（扱った主要課題と問題別に記述した）を示し，結果の報告で締めくくっている。結果については，要となる尺度から，各個人の（多くの場合は）改善を表すデータを示している。継続的ケアに向けた提案についても，すべてのケースに記した。では，トムのケースから始めよう。

トムの背景

トムは49歳の男性である。初めて声が聞こえたのは20代のときで，父親を亡くした後と，引き続いて母親を亡くした時だった。両親とも死因は癌であった。彼の幻聴はおよそ25年間，鎮静した状態だったが，最近になって声が毎日聞こえるようになった。

第1段階：アセスメント

初期アセスメントで，トムはひとりの男性の声が聞こえると報告した。その声が言うのは，「道路に飛び出せ」「自分に火をつけろ」という2つに限定されていた。トムはその声に非常に強い苦痛と恐怖を感じ，しばしばそれに従うように強いられていると感じた。このアセスメント時点では，トムは少なくとも1日に2回，特に夕方ひとりでいるときにその声が聞こえると話していた。彼は，音楽を聴いたり，処方された薬を飲んだりすると，その声の影響をいくらか弱めやすいことに気づいていた。

威力とコントロールについての信念

幻聴との力関係尺度（VPDS）（Birchwood et al., 2000）によれば，トムは声が自分より自信や知識をもっていて威力があると信じていた。彼が声に危害を加えるよりも，声が彼に危害を加える力の方が強く，声が彼を尊重するよりも，彼が声を尊重していた。しかしながら，彼は自分自身の方が声よりもはるかに強く，優位な存在であると評価した。

トムの話によれば，彼が声に威力があると信じているのは，以下の理由からだった。

- 声が自分の人生をコントロールしている。
- 自分は声を消したり始めたりするのをまったくコントロールすることができない。
- 声は自分のすべてを知っていて，心を読める。
- 声は万事心得ている。
- 声は彼に自分を傷つけさせようとしている。

服従または抵抗についての信念

トムは，声に応じて幹線道路に歩いていったことが4回あり，そのときの様子を話した。フライ鍋の油に火をつけたことも，自分のシャツを燃やそうとしたこともあった。彼は何度も道路の縁石に立つことで，声に部分的に従ったことがあった。声に抵抗するとそのときはよい気分だが，何らかの方法で声から危害を加えられるのではないかと恐れ，緊張したと彼は述べた。トムはこのアセスメント時点でも将来においても90％の確率で声に従うだろうと予測した。したがって，トムは身を危険にさらすリスクが高かった。

このアセスメントの時点において，トムは「声の命令に従って自分を傷つけかねないような行動をとるリスクが高い」「命令幻聴に関連する強い苦痛を訴えている」と評価された。

声の正体についての信念

トムには声の正体がわからなかったが，過去に知っていた誰かではないかと考えていた。

声の意味についての信念

トムは，なぜだかわからないが，声に罰せられていると信じていた。彼は，声が彼に自分自身を傷つけさせようとしていると信じていた。

ターゲット行動

介入のターゲットとなる主な服従行動は，命令に従って道路へ行くことと，自分に火をつけることであった。

第2段階：介　入

関係構築

トムは初めから治療への参加に熱心だった。彼は，声について話すことや，さまざまな問題を検討すること，宿題に取り組むことへの動機づけが高かった。

声のコントロールについての信念への挑戦

治療者の支援のもと，トムは声に対するコントロール力を高めるのに役立つ一連の対処戦略を身につけた。音楽を聴いて馴染みの歌の歌詞に注意を向ける，家事や料理，ガーデニング，さまざまな社会的関わりで忙しくする，面白いテレビ番組を見る，信頼できる家族に電話する，短時間の散歩に行く，処方された薬を飲むなどの気そらし法は特にうまくいった。

トムが，時々，強い口調で「だまれ」あるいは「消えろ」と（誰もいないときは声に出し，人前では心の中で）言うと，しばらく声が止まることに気づいた。

命令幻聴への服従または抵抗についての信念の検討

声の命令に従うよう強いられているという思いに関連したトムの信念に挑戦した。例えば，トムは声の命令に抵抗したら「何かが起こるかもしれない」と恐れていたが，さらに探ってみると，声の言うことを聞かなければ，声がもっとひどいことをするように命じてくるのではないか

と恐れていることがわかった。その恐れを支持する根拠が検討された。すると，前にトムが声に抵抗したとき，もっとひどい命令をされたということはなく，そういうときには，震えるほどの恐怖と同時に，安堵感も覚えたことが明らかになった。ソクラテス的対話を通じて，トムは，声は物体ではないので，彼に物理的な危害を加えることはできないだろうという信念を築き始めた。声は彼の行動をあてにしていて，彼がそうしないことを選んだら何もできないこと，また，声はせいぜい言葉で彼を怖がらせることしかできず，行動する力がないことを彼は理解し始めた。

トムは声の説得力に満ちた，きつい口調も恐れていた。これについては，特定の言い方で何かを言えば，それが必ず本当または正しいことになるのかどうか，また，何かをするように誰かに言われたら必ずその通りに行動しなければならないことを意味するのかどうかを問いかけ，挑戦した。トムは，治療者からきつい口調で言われたらデイセンターの周りをウサギ跳びするかどうかと質問された。彼は，自分はそんなことはしないだろう確信していた。トムは，声が言うことを信じるかどうか，また，声の命令に従って行動するかどうかを自分で選べるのだと結論づけた。

さらに，命令に従って行動することの長所と短所について検討した。トムは，声に従うことは自分を危険にさらし，苦痛を感じさせること，また，従うと声が長時間止まらなくなることに気づき始めた。一方，声に抵抗すれば，彼には何の危害も生じないし，たとえ声が大きくなったり，もっと攻撃的になったりしても，声に立ち向かったり気そらし法を用いたりして対処できることにも気づき始めた。彼は，声に抵抗した方がよさそうだという結論に至った。

なだめ行動の減少

　トムは縁石に立つことによって,「道路に飛び出せ」という声の命令をたびたびなだめていると説明した。治療中, 私たちはこの過程について詳しく話し合った。トムはひとりでアパートにいるときに声がひどくなり, とりわけ夜間, 寝ようとしているときがひどいことに気づいた。彼は声の命令に従って起き上がり, 外に出て, 縁石に立ったり道路に出て行ったりした。その場合はたいてい近所の人たちが彼を安全な状態に戻していた。

　話し合いの結果, 私たちはトムに試みてもらうために次のような出来事の代替系列を作った。リラックスして寝る準備をし, 声に注意を向けないようにするために, 就寝時には音楽をかける。自分には何の危害も生じないことを知っているので, 声の命令に抵抗するよう試みるのだ。

　徐々に, 彼は声への抵抗を始めた。初めは, 舗道の端に着いてしまってから抵抗を始め, 自分自身に「家に戻れ!」と強く言い聞かせるようにした。次は,「いやだ, あの道路には行かない!」と強く言い, リラックスする音楽を聴くことで, アパートを出ることに抵抗し始めた。最終的には, 声の命令があっても活動を続けることで, 声を無視することができるようになった。その後, トムは声がまったく聞こえなくなったと報告するようになった。

声の威力についての信念の検討

　先に紹介したさまざまな対処戦略を試みることによって, トムは, 自分には声に対してもっとコントロールする力があると信じ始めた。これは, 浮上してきた「自分は声と同等の力をもっている」という信念を支える根拠として使われた。

　その後,「声は私に自分自身を傷つけさせることができる」という信念にトムが挑戦すると, 声が強力でないという意見をさらに支持する結果

が得られた。

治療の中期には，トムは声が止まったと報告した（残りの治療期間中も再開しなかった）。彼は，「おまえがそんなに力をもっているんだったら，自分でやれ！　俺はやらない！」と強く言うことで，声に従うのを拒否したと説明した。彼はこのように言ってもいいのだと感じていた。なぜならば彼は，「声が物理的に自分を傷つけたり，行動させたりすることができる」ことをすでに信じなくなっていたからである。この後もトムは，「たとえ声が再開しても自分は声に立ち向かうことができるし，うまく対処する方法を知っている」ということを信じ続けた。

声の意味についての信念の検討

治療中，トムの声の起源について検討した。すると，生活上の著しいストレッサーと声の発生との間には明らかな関連があるように思われた。声の存在を説明できそうなものとして，ストレス／脆弱性モデルが提案された。このモデルは，人によって精神病体験や他の身体的・精神的症状を呈しやすいかどうかの素因に違いがあり，多数または少数のストレスフルな出来事の経験がきっかけとなって症状が引き起こされる，ということを提唱している。トムの場合は，25年前に2回経験した死別が声の最初の引き金となったようである。近年，彼の婚約者の死とその後のガールフレンドの死を経験し，さらに，最終的には1週間あたり80時間以上も働いていたという出来事の積み重なりが，声の再発を引き起こしたのではないかと思われた。トムは声が罰であるという信念を疑い始め，その代わりに，声が彼の生活における過度のストレスへの反応であったという結論を下した。

トムの精神的健康を脅かす今後のストレッサーの衝撃を最小限にするという観点から，ストレスマネジメントを開始した。戦略として，自分の限界を自覚すること（頑張り過ぎと怠け過ぎとの妥当なバランスをと

るため），家族との接触に関して現実的な予測を立てること（例：どのくらいの接触を家族に期待するのが現実的なのか），段階的に実行すること（例：物事を段階的なステージに分けて行うこと）などの方法が用いられた。

　治療期間中，トムは強盗に襲われナイフで脅されるというトラウマティックな出来事を経験した。彼は，スタッフや家族，教会のメンバー，治療者たちを含む，利用可能なサポートネットワークを総動員することによって非常にうまく対処した。これは，彼が過酷なストレスに対しても前向きに率先して対処できる証拠として用いられ，以前，彼が抱いていた「自分は軟弱すぎて，逆境に対処することなどできない」という考えに挑戦することができた。トム自身がもつストレス対処の資質が強化されるとともに，他者にサポートを求める力も高まった。

　彼の両親との死別の問題については次のように検討した。トムは父親への手紙を書いて，それまで話したことがなかった考えや気持ちを表現した。そして，治療での話し合いを通して，トムは自分が母親の死について何も咎められることはないという結論に至った。なお，これ以上誰か大切な人を亡くしたらまた「ダメになってしまう」という彼の恐怖と，そうなることを防ぐ方法が検討された。

声の正体についての信念の検討

　トムは，声が過去に知っている誰かなのではないかと推測していたが，誰なのかはわからなかった。治療者は，声を聞くという彼の体験について，考えられる代替的な解釈，すなわち誤帰属された内的言語や自動思考であるという解釈を提案した（Nelson, 1997: 184-187 参照）。脳が情報をどのように誤解するかという日常的な例も提示した。トムはこのような解釈が，声が実在の人物だという考えに代わる解釈としてもっともらしく，役に立つと気づいたようだった。また，この解釈は，「声が自分に

ついてすべて知っていて，自分の心を読める」という当初の彼の信念の説明としても役立った。

治療で扱われた他の問題

- トムは人と意見が合わなかったことが多々あると述べた。そうなると彼は混乱し，くよくよしやすく，時にはその出来事の後，ひどく落ち込んだ。彼がもっと効果的に，情動志向ではなく解決志向になれるよう勇気づけるために問題解決アプローチが用いられた。トムは，このアプローチが困難を解決したり不安や抑うつといった症状を緩和したりするのに役立つことがわかったと報告した。
- 家族に対するトムの期待についても問題が浮上した。彼は，家族が少なくとも2日に1回は電話をかけてこないと，混乱したり腹が立ったりすると話していた。家族からの接触をどのくらいに予想することが妥当かについて話し合った結果，それほど頻回な接触は非現実的なため，トムをがっかりさせることにつながるだろうという結論に至った。そして，週に1～2回という，より現実的な妥協案が同意された。
- トムが落ち込むきっかけとなった出来事について検討し，CBT用語でいう「悪循環」の枠で考えた。この抑うつ気分のサイクルから抜け出す方法を探った。
- 「私を求める人や愛してくれる人などひとりもいない」という信念について探求し，挑戦した。トムは，この信念に矛盾する根拠がたくさんあること，そして，この信念を支持する根拠は何ひとつないということを確認した。
- 「自慢タイム」は，ネガティブな出来事に目を向けやすいトムが日々のポジティブな達成に目を向けやすくするために導入された。トム

は，毎日午後に数回，彼が24時間以内に達成したり楽しんだりしたすべてのこと（例：誰かを笑わせた，宿題をやったなど）を振り返る時間を作ることに同意した。彼はこれがとても前向きなエクササイズで，ほとんど毎日，何か自分について気分よく思えることを達成できていることに気づきやすくしてくれると感じた。

- トムはひとり暮らしだったが，家族や教会の友人，精神保健サービス利用者とスタッフなど，素晴らしいサポートネットワークをもっていた。彼は，特に元気がないときや混乱したときは，この人々のネットワークを大事にするように勧められた。トムは，「分かち合えば問題は半減する」と言っていた。
- トムはやがて，仕事に復帰したいと言うようになった。彼は，過度の労働時間が自分の精神的健康にとって有害なことを意識していた。そこで，彼には，段階的なステップを踏むよう勧めた。できれば無償あるいはパートタイム労働から開始し，信頼できる他者からサポートやアドバイスを受けるよう伝えた。

結　果

トムは治療終結時には，もうすっかり声が聞こえなくなったので，声による苦痛もまったく感じないと報告した。自分は100％声をコントロールできるし，声よりもはるかに強いし，たとえ声がまた聞こえるようになっても対処できると思っていた。さらに，トムは声の正体についても疑いをもつようになっていた。他の人の声というよりはむしろ，自分の脳の働きのせいで聞こえる幻覚なのではないかとある程度，確信するようになったのである。声の意味についての信念も変化した。治療の前，声は，自分に対する罰なのだとトムは信じていた。治療が終わる頃には，生活上のストレスがたまりにたまった挙げ句に声が聞こえてきた

表 4.1 トムの治療前・治療後の測定結果のまとめ

尺度		治療前	治療後 (6ヵ月フォロー アップ時点)	治療後 (12ヵ月フォロー アップ時点)
威力差[1]	威力	4	1	データなし
	強さ	1	1	データなし
	自信	5	1	データなし
	知識	5	1	データなし
	危害	5	1	データなし
	優位性	2	1	データなし
声に対するコン トロール感[2]		4	0	データなし
苦痛[2]		4	0	データなし

[1] 幻聴との力関係尺度（Voice Power Differential Scale：VPDS）
[2] 精神病症状評価尺度（Psychotic Symptom Rating Scales：PSYRATS）
　［訳注：点数が下がるほどコントロール感が高い］

のだと考えていた。全般的に見ると，トムは治療の6ヵ月間，睡眠の面でも，ストレスや抑うつ気分への対処の面でも，改善を見せた。

　トムの治療前後の状態について表4.1にまとめた。幻聴との力関係尺度（VPDS）（Birchwood et al., 2000；本書の付録1）と，精神病症状評価尺度（PSYRATS）（Haddock et al., 1999）の「声のコントロール感尺度」と「声の苦痛尺度」を治療前後で測定した（治療開始後12ヵ月時点のフォローアップデータは入手できなかった）。特徴的なのは，トムが治療後は，自分の方が声よりもはるかに強いと信じるようになり，声をコントロールできて，それにまったく苦しめられることがなくなったことである。

結　論

　治療セッションは本当に楽しめたし，終わるかと思うと寂しいとトム

は言った。治療者の目から見ると，自分の困難について語り，その困難に対する適応的な対処法を身につけたことがトムに大きく役立ったように思われる。トムはそれを，「自分は前進しているよ」と表現した。

提　　案

治療の最後には，彼をサポートするスタッフに向け，以下のような提案がなされた。

- 現在従事している活動を続け，それだけでなく，再就職などの新しい可能性をさぐるように，トムを励ますこと。
- トムが徐々に仕事に戻れるようにサポートすること。おそらく最初は，アルバイトくらいから始めるのがよいだろう。さらに，過度のストレスにさらされないような，彼に合った仕事を探すために手助けが必要となるかもしれない。
- トムは，人づきあいができるようにグループ・ホームに引っ越すことも考慮していた。もしかすると，将来的には，そうしようとするかもしれない。
- 治療者が提供したまとめの用紙を使い，定期的に治療で行った作業を振り返ること。その際には，ストレスや抑うつ気分に対してトムが対処能力をもっていることを特に強調すること。

第5章

ジョアン

ジョアンの背景

ジョアンは50代後半の女性であり，数年前，長期にわたる恋人関係が破綻したあとから声が聞こえるようになったという。この恋人関係の前には，辛い結婚生活を送っていたと彼女は説明した。夫はアルコール問題をもち，子育てもほとんど支えてくれなかった。

第1段階：アセスメント

最初のアセスメントでは，ジョアンは中等度から重度のうつ状態にあると評価された。自分の抱える困難への対処として飲酒をしていると彼女は言った。3人の声（男性ふたり，女性ひとり）が聞こえ，それがとても苦痛であると言った。声は，大音量で，怒鳴ることも多々あり，ほとんどひっきりなしに聞こえていた。

威力とコントロールについての信念

幻聴との力関係尺度（VPDS）（Birchwood et al., 2000；本書付録1）

によれば，ジョアンは自分よりも声の方がはるかに威力と自信をもち，彼女よりも優位であると信じていた。彼女が声に危害を加えるよりも，声が彼女に危害を加える力の方がはるかに大きいと考えていた。さらに，自分が声を尊重する方が，声が彼女を尊重するよりもはるかに多かった。声の方が彼女よりもはるかに威力をもっている根拠として，彼女は以下の点を挙げた：

- 声の開始と終了に対して，自分は何のコントロールもできない。
- 声は彼女のことを何もかもわかっている。
- 声は彼女の心を読みとることができる。

しかしながら，彼女は自分は声と同じくらい強く，同じくらいの知識をもっていると評価していた。

服従または抵抗についての信念

声はジョアンに対して批判的でひどいことを言うだけでなく，頻繁に自分を傷つけるよう命令するとのことだった。彼女がその命令に従ったという証拠はほとんどなかったが，声はあまりにもひっきりなしで説得的な調子だったため，いつかは従ってしまうのではないかと恐れていた。しかし，3回ほど，気がつくと夜中に道路の真ん中を歩いている自分に気づいたことがあった。彼女いわく，そのように命令する声を聞いたという記憶は定かではないのだが，声が「私たちの勝ち！　私たちの勝ち！」と言うのが聞こえたため，それは声には彼女を命令に従わせる力がある証拠なのだと考えたという。彼女は自分が道路の真ん中を歩いていることに気づくとすぐに歩道側に移動した。声が「のどをかき切れ」とか「石油でずぶぬれになるんだ」と言ってくると不安でパニック状態になるものの，いつもその命令に抵抗しているのだと言った。声は彼女

に「歩道橋から飛び降りろ」と言うこともあった。その命令には従わなかったものの，何回かは家を出る準備をしてしまい，しかし従わないと決断して家にとどまったこともあった。さらに，声は「他の人を始末しろ」と言うこともあったが，それには必ず抵抗しているとのことだった。アセスメント時点では，声の命令に従わないというジョアンの確信は60％だった。声の言っていることは間違っていることなので従いたくない，しかし従ってしまうかもしれないと恐れていると彼女は言った。

アセスメントの時点でジョアンは「命令幻聴に関連して高いレベルの苦痛を報告している」が，「命令に従ってしまうリスクは低めである」と評価された。

声の正体と意味についての信念

声の正体が誰なのかわからなかったが，声は彼女を罰しているのだと信じていた。しかし，なぜ罰せられなくてはならないのか理由はわからなかった。声は彼女にひどいことをするように言うことで，彼女に危害を加えようとしているのだと思っていた。

ターゲット行動

介入のターゲットとした主な服従行動は，自傷または他害を命じる声に従ってしまうのではないかという彼女の恐怖であった。

第2段階：介　入

関係構築

ジョアンは治療への参加に熱心だったが，以前も声が治療者に危害を加えると脅したことがあり，そのために治療を中断したことが2回あったため，同じようなことが起こることをとても心配していた。あるとき

など，声がジョアンにナイフか金槌をもって面接に行き，治療者を襲うように命じたため，それに自分が従ってしまうことを恐れて面接を休んだことすらあった。それゆえ，治療者は，慎重にジョアンに治療を勧める必要があった。

　治療者は以下のように言った。声が治療者に危害を加えると直接的に脅してきても，それに対する責任はすべて自分が負う。ただし，声が治療者を傷つけるよう命令してくるたびに教えてほしい。ジョアンが声をなだめるような行動（例：ナイフを所持する）をとらないといけないと感じたときにも教えてほしい。目的は声を消すことではなく，むしろジョアンが，声が聞こえるという体験についての理解を深め，幻聴が聞こえる他の人たちに役立ったさまざまな対処戦略を試すことであり，全体としてはジョアンの苦痛度を下げることが目標である。（声が聞こえることも含め）個人的な体験について初めて話すときは不安に感じることは多いし，最初は声がひどくなった（例：より大きく，より攻撃的になる）と感じられることもあるが，何回かセッションをするうちに，たいていはもっとリラックスしてきて，治療者を信じられるようになり，自分の抱える困難について話すことが役立つとわかってくる傾向があることが説明された。ジョアンは，この治療を試してみることに同意した。

命令幻聴のCBTに対するスタッフの信念に挑戦する

　ジョアンが治療に参加することに対する懸念はスタッフからも出された。命令幻聴のCBTに紹介されてきた時点で，ジョアンは精神科に入院中だったため，退院になった暁の彼女自身および周囲の者の安全性についていくらかの心配があったのである。治療者はそうした懸念については受けとめながらも，ジョアンが深刻な命令に従って自傷または他害に至るという証拠は何もないことを伝えた。ジョアンが唯一，命令に従った**かのように見えた**行動は，夜に道の真ん中を歩いていたことが3

回あったというだけである。ジョアンが声について語ることに伴うリスクについての懸念も出された。スタッフの中には，声について話すことで，幻聴がひどくなるのではないかと恐れる者もいた。そのような恐怖はめずらしいことではない。特に，伝統的な「医学モデル」の中でトレーニングを受けたスタッフの場合にはよくあることである。そこで，声が聞こえる人たちに対するCBTの効果のエビデンスを引用した。特に，CBTを行うことで状態が悪化するというエビデンスは存在していないし，それどころか，声が聞こえる人々が自分の体験について語り，聞いてもらえて理解されたと感じることの利点を示すエビデンスが増えていることを強調した。治療者は，ジョアンの治療は注意深く進め，彼女の精神的健康に悪化をもたらしているように見えたら，「身を引く」ことに同意した。もっと言うと，その時点でCBTを許可しないことは，ジョアンに対して，症状について話し合い，より効果的な対処法を学ぶことには利点はないというメッセージを伝えてしまう（それゆえ，他の人のサポートに依存しないとやっていけない自分という自己イメージが維持される）ことになるのではないかと感じられた。全体的な結論としては，ジョアンに治療は役立つかもしれないし，リスクについての懸念は適正な予防策を講じておけば軽減されるであろうということになった。そして，CBTの初期段階では入院病棟にとどまり，リスクを観察し，必要なサポートが得られるように保証することで同意された。各回治療の前後でジョアンが病棟スタッフからサポートを得られるように治療者は手配した。ジョアンは，夜間，扉が施錠されていて声の命令に従うのを防いでくれるので，病棟にいる方が安心だと述べた。

　治療者は各セッションの前に，適切な安全策を講じた（例：治療を開始するときには病棟スタッフに注意を喚起する，適切な出口に近い側に座る，パニック警報ボタンの届くところにいる）。さらに，各セッションの開始時には，ジョアンに対して，声が自傷他害を命じるようなことを

言っているか尋ね，命令に従わなくてはならないような気持ちになることはあるかどうかを彼女に確認した。治療期間中，ジョアンに自傷他害の恐れが生じていると治療者が感じる場面はなかった。

退院すると，ジョアンの面接は地元のデイケアセンターで行われた。そこでなら，セッションの前後にスタッフからのサポートを得ることも可能であり，治療者側も適切な安全策を講じることができた。しかし，前述したのと同様，自傷他害の恐れを喚起するような行動をジョアンが示したことはついぞなかった。

ジョアンは，非常に真面目に治療に取り組んだ。声が聞こえるという体験についても熱心に語り，さまざまな問題について検討し，ホームワーク課題を試した。面接に参加できないときには必ず事前にキャンセルの連絡を入れ，予約をし直した。治療終了に近づいてくると面接への出席が不安定になったが，それは本人によると，面接を終了するのが嫌だからというのが理由だった。

声のコントロールについての信念への挑戦

セッションを重ねていくうちに，ジョアンは声に対するさまざまな対処法を身につけていった。気そらしのテクニックとしては例えば，信用できる人と話したり一緒に過ごしたりすること，活動的でいること（例：定期的なデイケア参加，庭いじり，読書，面白いテレビを見る，音楽鑑賞，家事，短い散歩）などがあった。時には，興味の対象に集中することによって，声を無視することもできた。

加えて，断固とした声で「黙って」とか「むこうに行って」と言うと（ひとりのときは声に出して，人と一緒のときは心の中で言う），声が一時的にしばらく止まることをジョアンは発見した。彼女は，声のシャドウイングも試してみた。つまり，声の頻度を減らすために，声の言うことを一言一句繰り返してみたのである。また，処方薬を定期的に飲んで

いると，前ほど落ち込んだり不安になったりしないとジョアンは言った。

命令幻聴への服従または抵抗についての信念の検討

自分が命令に従って行動し，自分や他人を傷つけてしまうのではないかという恐怖にまつわる信念に対する挑戦がなされた。

1. 命令に抵抗すると，声が何らかの方法で危害を加えてくるのではないかとジョアンは恐れていた。このことの根拠が調査された。抵抗したところ，不安やパニックが生じ，声が大きくなったとジョアンは報告した。しかし，声によって**物理的に**傷つけられたという証拠はまったくなかった。例えば，彼女が抵抗すると，声はしばしば彼女に危害を加えるというこけおどしをした。しかしながら，その脅しが実行されたという証拠はまったくなかった。ソクラテス式質問法によって，ジョアンは代わりの信念を探し，次のように考え始めた。声には実体がないので，彼女を物理的に傷つけることはできない。さらに，声は彼女が行動を起こすのをあてにしており，彼女が行動することを選択しない限り何もできない。声が言うのはこけおどしで，実行されたことなど一度もない。

2. ジョアンはまた，自分が治療セッションに参加したら，声が治療者を傷つけるのではないかと恐れていた。そこで Nelson（1997）によって推奨されている技法が使われた。それは彼女に危害を加えると言っている声に直接的に挑戦するために，治療者をも巻き込むものだった。まず，治療者は，声が脅迫したことを実行するとは考えられない理由を簡単に述べた。そして声に向かって，治療者を傷つけてみるように言った。ただしジョアンを使うのではなく，声自身が直接，セッション中に治療者の小指を切り離してみせるよう言った。ジョアンには，このチャレンジの結果によっていかなる危害が

生じたとしても，すべての責任は治療者が取ると明確に伝えた。当初ジョアンはその提案を心配していたが，その後，治療者がそれを試すことを受け入れ，同意した。

結果として，ジョアンは声が静かになったと報告した。そして，治療者の指には何も起こらなかった。その後，治療者が各セッションの始めにジョアンに自分の小指を見せると，ジョアンは嬉しそうにするのだった。この強力な技法は，声が万能ではないという説得力のある証拠を示した。現在の担当者も，前の担当者も，声に危害を加えられたことはなかった。ジョアン自身は誰にも危害を加えたくないにもかかわらず，声はジョアンに代わりに動いてもらうことをあてにしていることが強調された。声は物理的に治療者または他の誰かを傷つけることができないという結論が下された。声がしていたことは，つまり，声が自分ではできないようなことについて，実体のない無意味な脅しをすることによって，ジョアンを怖がらせることだった。

3. ジョアンはまた，声が持続的に，もっともらしい言い方をするので，命令に服従しなければならないように感じていた。これに対しては，「あなたの頭の毛は緑だ」と繰り返し言えば事実になるのかどうかを彼女に考えてもらうことによって挑戦した。ジョアンは，繰り返し何か言われたからといって自動的にその通りになるわけではないし，声がジョアンに何かするよう言ったとしてもそのように行動しなくてはいけないわけではない，と結論づけた。

4. ジョアンは，声が脅迫した通りの行動をとることをどこか確信しているので苦痛なのだと漏らした。そこで，その根拠を検証した。

- 声は物理的な危害を加えることができなかった。
- ジョアンは，したくないからしなかった。

- ジョアンが抵抗することを選んだときでも，声が反応したことはなかった。
- 声はジョアンが行動することをあてにしていたが，彼女はいつも行動しないという選択をした。

　加えて，声の内容について話し合われた。治療者は，もし声に「（ガソリンの代わりに）自分をバラの香水に浸せ」と言われたとしたら，どのように感じるかとジョアンに尋ねた。ジョアンは，まったく怖くないだろうと答えた。ジョアンは，声が使う言葉が彼女を怖がらせているのだと結論づけた。また，声が不快なことを言うからといって，その通りに実行するとか，彼女を従わせる力をもっていることにはならない，と考え始めた。徐々にジョアンは，声が言ったことを信じるべきか否か，そして声の命令に従って行動するべきか否かを自分で選択することができると考え始めた。

　命令に従うことの長所と短所が検討された。ジョアンは声に従うことで自分が危険にさらされるし，苦痛に感じることに気づいていた。また，従った結果，声が止まるにしてもそれは長くは続かないことがわかっていた。しかし，声に抵抗すれば，彼女やその他の人に危害は及ばないことが示された。最初，彼女は不安を感じていたが，この不安は徐々に消えていった。そして時々は，抵抗することを気分よく思うようになった。彼女が声に抵抗すると，しばしば声は大きくなり，より持続した。しかし，声は実行することができず，彼女は，苦痛を減らすのに役立つ対処戦略を使用することができた。ジョアンは，声の命令に抵抗する方が，利点が多いと結論づけた。

　自傷や他害をするように言う命令にジョアンが従う可能性が探られた。ジョアンが実際に命令をそのまま受け入れたことは決してなかったこと

が明らかになった。唯一，彼女が声に反応し，行動してしまった**ように見えた**のは，気がつくと夜中に道の真ん中を歩いていたときであった。この行動を説明する他の考えが示された。ジョアンは夢遊病の可能性があった。同じようなことが再び起こるリスクがあったとしても，それは夜間，外部に通じるドアを必ず施錠することで解決された。彼女は真夜中に家を無意識に出ることがなくなった。

声の威力とコントロールについての信念の検討

　上述したさまざまな対処戦略を試すことにより，ジョアンは声を前よりもコントロールできると考え始めた。この考えは，「自分には声と同等の威力がある」という新たに出現した信念を裏づける証拠として使われた。

　続いて，「声がジョアンに自傷や他害をさせようとしている」という信念に挑戦することで，彼女が以前考えていたほど声は強力でなかったという見方をさらに押し進めた。ジョアンは声の命令に抵抗する方を選択し，自分がコントロールできるのだと徐々に信じるようになった。

　声はこけおどしを使って，汚いことをするために他人をあてにする臆病者であるなどと述べて，徐々に声をおとしめることによって声には力がないことを強調し，さらにこれを声をコントロールできるという感覚を高めるのにも役立てた。

声の意味についての信念の検討

　治療前，ジョアンは声が自分を罰していると考えていたが，理由はわからなかった。しかし治療中，声を聞いて落ち込むことなどの精神的健康上の問題点を説明するために，ストレス／脆弱性モデルが提供された。このモデルは，人によって精神病的体験や他の身体的・精神的症状を呈しやすいかどうかの素因に違いがあり，多数または少数のストレスフルな出来事の経験が引き金となって症状が引き起こされることを提唱するも

のである。

　対人関係上の困難は，ジョアンにとって重要な寄与因子であると思われた。特に，長期の関係を終結させたことは，声の引き金になったようだった。さらに，アルコールの乱用が彼女の問題点を維持する働きをしている恐れがあった。

　治療の終結時，ジョアンは，声は懲罰なのではなく，むしろ，彼女の人生の中でストレスが積み重なり過ぎたことで生じたと100％確信していると報告した。

声の正体についての信念の検討

　ジョアンは声の正体を確信できなかった。声が自分の頭の中から聞こえると思うときもあれば，声が外から聞こえると確信することもあった。治療者は，声を聞いたという彼女の経験に対する代わりの説明として，「誤帰属された内的言語または自動思考」という説明を提示した（Nelson, 1997: 184-187 参照）。脳がどのように情報を誤って解釈しうるかという日常的な例が示された。

　治療が終わる頃には，ジョアンは声が実際の人々のものであることに疑念を抱き，彼女の脳が体内の音を外から来る音と誤解していたのかもしれないということを50％の割合で確信していた。

治療で扱われた他の問題

声と抑うつ気分の関連

　話し合ううちに，ジョアンは落ち込んだり，暇な時間ができたりすると，声が非常にひどくなると気づき始めた。治療者は，抑うつが否定的思考や回避行動，気分の落ち込みから成る悪循環の観点から理解できることを説明した。ジョアンがこの悪循環から抜け出すための道筋は，次

のように探られた。

1. ジョアンは気分の落ち込みを感じると，時々社会的な接触を避けるようにしていることに注目した。そうなると彼女が否定的思考に集中するためのより多くの時間をもつことになり，そのような回避行動は問題を悪化させうるものであった。ジョアンは，彼女がどのように感じているかについて，自分の中に溜めておくよりもむしろ信頼できる人々（例えばスタッフ，家族または友人）と話をするよう勧められた。さらに，ジョアンは信頼できる人から予定のない訪問があっても，ドアに出ないようにするよりも，受け入れることに同意した。また，デイケアへの参加にアンビバレントな感情を感じたときにも，行く努力をすると言った。良好なサポートネットワークを維持することの重要性が強調された。
2. 活動スケジュールが導入された。すなわち，ジョアンが達成感および／または満足感をもてる日常活動を予定することである。このように構造化された毎日を過ごすことにより，ジョアンが目的意識をもち，気分を改善すると同時に，声から気をそらせるようにすることを重要視した。治療者も，水泳や買い物といった活動でジョアンをサポートしてもらうために，ジョアンの成人となった子供たちと連絡を取り合った。
3. 問題解決またはCBTアプローチが，気分の落ち込みという特定のエピソードの引き金になったのは何なのかをジョアンが見極め，他の説明や可能な解決法を見つけていけるようにするために用いられた。
4. 声の内容がしばしばジョアン自身の否定的自動思考を表したものであり，声が前向きで励ますようなことは決して言わないことが確認された。治療の中でジョアンの否定的自動思考と声の内容への挑戦が，具体的な例を用いて検討された。

表5.1 ジョアンの対処戦略としての飲酒の長所と短所

長所	短所
● 最大2〜3時間，何も（例：声，過去について）考えられなくなる。 ● 一時的に気分を改善する。 ● 暇つぶしに役立つ。 ● 時には味を楽しむことができる。	● 声や考えが再び始まり，しばしば前よりひどくなる。他のもっとよい方法を使って声や考えに対処できなくなる。 ● 後でもっと落ち込む（なぜならアルコールは抑制作用があるので，抗うつ薬の効果を打ち消すから）。 ● 達成感や楽しみを与えてくれるかもしれない他の行動がとれなくなる。 ● 時にはまずいこともある。口が渇くという不快な副作用もある。 ● 子どもを動揺させたくないという恐れから，時折，秘密で飲酒する。これは恥ずかしく感じる。また，深酒して落ち込むのも恥ずかしい。 ● 長時間の／過度の飲酒は，肝臓や心臓を含めて身体を傷つける原因になりうる。

声への対処法としてアルコールを使用する長所と短所

　ジョアンは，声や過去や現在についての否定的思考を"おおい隠す"方法として，時々アルコールをがぶ飲みすると報告した。ジョアンとこの対処戦略の費用対効果を調査した。記録を表5.1に示した。

　ジョアンは，アルコール使用は有益というよりも高コストであると結論したので，飲酒の引き金と他の対処法が明らかにされた。声や抑うつ気分への対処法に関しては，前述の戦略に加えて，ジョアンは以下のようなアイディアを挙げた。アルコールを買うために利用できるお金の総額を制限するか，アルコールに通常使うすべての金をたくわえて，自分自身にとって本当によいと思われるものを買うためにそれを使用する。ノンアルコール飲料を買うか，アルコールの代わりにチョコレートを自分のために奮発する。水泳または大学での受講といった新しいことに挑戦する。もしアルコールを飲むことを選んだとしても，その日の遅い時

間になってからにする。しばしば，数日もしくは数週間アルコールを飲まずにいられたことを思い出す。さらに面接を進めていくことにより，ジョアンには飲酒に抵抗することが難しくなることが時々あるのがわかった。そして彼女は，自分の場合は，節酒に取り組むよりも，完全に断酒する方がよいと考えた。アルコール症向けの治療サービスからもサポートを受けることが有益であるとして，それが勧められた。

その他の苦痛な経験

ジョアンは，声が聞こえること以外にも苦痛な経験（壁に人が見える，監視されてからかわれているように感じる，人に心を読まれているように思う，など）があることを述べた。これらの信念は順番に検討され，代わりの説明が考えられた。その結果，ジョアンは他の人が自分の心を読むことはできないだろうこと，そして自分の経験は，ストレスのせいで脳内の引き金が引かれた結果として生じた幻視なのだろうと，部分的にではあるが，納得するようになった。

対人関係上の問題

対人関係上の問題について検討された。ジョアンは，特に最近の恋人との別れに悲しみを経験しているように見えた。彼女の幼児期のより複雑な問題は，時間的制約のため検討されなかった，しかし，ジョアンは今後の治療の中で，そのような問題について話し合っていきたいと言った。少なくとも6ヵ月間この治療から間を置いた後に，子供時代の否定的体験や過去の人間関係に関する問題をさらに探るために，心理療法への紹介が推奨された。

最後に，ジョアンがパートタイムでボランティア活動に参加することに興味を示したので，サポートワーカーの助けを借りてそれを実行してみるよう勧められた。

治療の終結

　ジョアンの治療への来談は，終結が近づくにつれ徐々に不規則になった（4回キャンセルした）。話し合う中で，ジョアンが治療の終結に気乗りしていないことが明らかになった。なぜなら彼女は声について話すことを有益に感じていたし，一度治療が終結したら定期的に強化されることがなくなり，声に対して無力に感じる自分に戻ってしまうのではないかと心配していたからである。治療者はジョアンの感情を認めたが，彼女の強さと対処能力を強調した。加えて，治療のプラス効果を彼女がどう維持していくかについて検討された。ジョアンには，治療で取り組んだ内容についての詳細なまとめの用紙が渡された。そして，そのまとめを自分自身やサポートワーカーと定期的に見直すよう勧められた。また，声に対処するためにも，信用できる人から有益なサポートを得るためにも，定期的にデイセンターに通い続けることが勧められた。

結　　果

　治療の終結に際し，全般的に自分について前よりも気分よく感じるようになったとジョアンは報告した。彼女は，以前に比べて楽に早く起きることができ，人々と交流するようになり，そして毎日より多く活動するようになったことに気がついた。面接は，声について話すことの恥ずかしさを減らし，声が聞こえる経験をもっとオープンにすることに役立ったと考えた。彼女は，治療により，「異なる視点で」声を見ることができたと言った。つまり，以前ほど威力があるとは思わなくなり，恐れを感じなくなったのだ。声は彼女が行動してくれるのをあてにしているだけで，自分や他の人など誰も傷つけることができないことを100％確

信していると彼女は報告した。そして彼女が服従しないことも100%確信していた。さらに彼女は，声を95%コントロールできると評価した。

ジョアンの治療前後の評価を，表5.2にまとめた。幻聴との力関係尺度（VPDS）（Birchwood et al., 2000）および精神病症状評価尺度（PSYRATS）（Haddock et al., 1999）の「声のコントロール感尺度」と「声の苦痛尺度」を治療前後で測定した。VPDSでは声と，聴声者との間の威力の格差を，全体および各特徴別に5件法で測定する。PSYRATSは，複数の側面から幻聴および妄想の重症度を測定し，その中には，症状に関連する苦痛の量と強度も含まれる。表5.2の結果は，12ヵ月間にわたり，声全体の威力について，ジョアンの信念に有意な変化（声が彼女より強いと信じていたから，彼女の方が声よりもはるかに強いと信じる方向への変化）があったことを示している。さらに，12ヵ月後の追跡調査でも彼女は，声は自分を傷つけることができず，声より自分の方が優位であると考えていた。声の強さ，自信と知識についての信念は，有意に変化しなかった。結局，12ヵ月後の追跡調査の結果によって，声をコントロールする感覚がさらに増加したことが確認できたが，苦痛はまだ続いていた。

結　　論

ジョアンの言葉や上記アセスメント結果から，声やその他の問題について話したり，声や抑うつ，アルコール乱用についての適応的な対処戦略を学んだりすることが有益であったことが示された。

提　　案

治療の最後には，彼女をサポートするスタッフに向け，以下のような

表 5.2 ジョアンの治療前・治療後の測定結果のまとめ

尺度		治療前	治療後 （6ヵ月フォロー アップ時点）	治療後 （12ヵ月フォロー アップ時点）
威力差[1]	威力	5	3	2
	強さ	3	3	3
	自信	5	4	5
	知識	3	5	5
	危害	5	4	2
	優位性	5	1	2
声に対するコン トロール感[2]		4	4	2
苦痛[2]		4	4	3

[1] 幻聴との力関係尺度（Voice Power Differential Scale：VPDS）
[2] 精神病症状評価尺度（Psychotic Symptom Rating Scales：PSYRATS）
　［訳注：点数が下がるほどコントロール感が高い］

提案がなされた。

- ボランティアなどの新たな活動や，これまでの取り組みを維持できるよう励ますこと。
- 抑うつ感に対処するうえでのサポートを継続すること。特に，気持ちを話し合い，対処戦略を検討する時間を設ける。
- 治療後6ヵ月が経過した後，幼少期のネガティブな体験や，過去の対人関係に関する問題について認識を深めるため，心理療法に紹介することを考慮すること。
- 対処戦略としての飲酒をモニタリングし，飲酒問題に取り組むために必要なサービスへの紹介を検討すること。
- 治療者が提供したまとめの用紙を使い，定期的に治療で行った作業を振り返ること。特に，声によって物理的に傷つけられることは**ない**という点，声に抵抗できるという点を強調する。

第6章

トニー

トニーの背景

　トニーは20代からの精神病歴を有する40歳の男性である。初めてアルコール・大麻を試したのは15歳のときで，その1年後に初めて幻視体験があったらしい。10代後半になるとロックに関心をもつようになり，属する音楽カルチャーの一部として，スピード，LSD，麻薬などのさまざまな違法薬物を試すようになった。その結果，彼は幻視や幻聴など，多くの"奇妙な"体験をしたと述べている。初めて声が聞こえたのは20代前半であった。この頃，ふたりの友人が事故死し，祖父を亡くし，所属バンドが解散となっている。さらに，恋人が彼に相談することなく中絶してしまった。その際には妄想的になり，急性不安状態と診断されている。これ以降は，精神病院に入院させられ，数年間は入退院を繰り返した。20代後半には「死ね」という声に従って過量服薬したことから，別の精神病院に入院することとなった。退院後は地域の精神保健サービスからのサポートと治療を受けながら両親と暮らしている。

第 1 段階：アセスメント

　初期アセスメントによれば，男女問わず多くの声を体験しており，特に若い男性の声が最も優勢であった。声はほとんどひっきりなしに続いており，極度に大きな声がしたり，時に怒鳴り声になったりすることもあった。頻繁な自傷の命令があり，例えば，「自殺しろ」「手首を切りつけろ」「首を吊れ」と聞こえてきた。「切れ」と聞こえたときは，自分の身体に対する命令だと解釈した。声はしばしば批判的で（「おまえはゴミだ」と言う），敵意に満ちていた（罵ったり，不快な名前で呼んだりすることがあった）。彼が声を非常に苦痛と感じたのは驚くにはあたらない。声は日中の方がひどいことにトニーは気づいていた。

威力とコントロールについての信念

　トニーは，声は全能で，強烈さを減らすために自分ができることは何もないと信じていた。幻聴との力関係尺度（VPDS）（Birchwood et al., 2000）では，威力，強さ，自信，知識の面で声は自分より優位であると信じており，彼が声に危害を加える力よりも，声が彼に危害を加える力の方がはるかに強く，声が彼を尊重することはないが，彼が声を尊重していることが示された。彼は，声の方が威力があると 100％信じていた。理由は以下の通りである。

- 声の開始や終了をまったくコントロールすることができないから。
- 声を避けられないから。
- 声が極めて大声だから。
- 声の起源は神だから。

声をコントロールすることはできないが，対話はできるとトニーは言った。例えば，声が「死ね」と言ってきたときは「死ぬつもりはないよ」と返答することがあった。

服従または抵抗についての信念
トニーは一度だけ，20代後半のあるときに命令に従ったことがあり，そのときは声の言う通りに過量服薬してしまった。そのとき死にたくはなかったが，声に従わざるを得ない感じがしたと述べた。しかしながら，声の命令通りに自傷（例：セルフカット）を行ったことはないと否定した。アセスメントでは，神の意向だと信じない限り，声の命令通りに自傷他害に至ることはないと100％確信していた。一方で，神が彼に自死を宣告するかもしれず，そうなった場合は抗えないという恐怖を抱いていた。

アセスメントでは，「命令に関連した苦痛は高レベル」「命令通りに行動化するリスクは低レベル」の評価であった。

声の正体についての信念
声のひとりは家族で男性の声，その他は知らない若い男性の声に聞こえると100％確信していた。加えて，時々声は神の使いだと信じていた。

声の意味についての信念
神から声が送られているのは，20代にギターを弾くのをやめた罰だと信じていた。

ターゲット行動
介入のターゲットにする主な服従行動は，命令通りに自傷あるいは自殺することである。

第２段階：介　入

関係構築

　トニーは強い不安を抱えており，地域の健康センターで面接を行うことにアンビバレントな感情をもっていたため，最初は自宅で会うことを望んだ。彼を支援するソーシャルワーカーも自宅から離れた場所での面接に彼が通うかどうかに疑問を感じていた。

　トニーは長年，外出することができず，多くの時間，自室に鍵をかけてこもっていた。しかしながら，最近になって祖母やふたりの友人の家を訪ね，ちょっとした外出を試し始めていた。そこで，まずは健康センターに外出する不安に挑戦することにした。どのバスに乗ったらよいか自信がもてないという問題はさておき，トニーが最も心配しているのは，バスに乗っている間やバスを待つ間に，しばしば妄想的に感じてしまうことだった。しかしながら，最近，バスや電車に何とか取り組むことができたという事実も明らかとなった。この心配をどうするかの検討を行った。例えば，バスに乗っている間の不安を減少するために音楽を聴いてリラックスする，窓の外を眺めるといった方法が挙げられた。センターに来所することができたことや，対処戦略を強調することで，面接への参加を促進した。また，プライバシーや治療環境上の利点（邪魔が入らない，聞き耳を立てられる心配がない），外出することで人に会うことができるなどの利点を提示することで，健康センターで面接を行うことのよさを強調した。

　次のセッションでは，トニーは早々にセンターに到着することができたので，自分へのご褒美として一杯の紅茶を楽しんだ。彼は自分が達成できたことに喜びを感じ，治療者からも誉められた。センターに到着するまでを詳しく振り返り，これからも地域での面接を継続することに同

意した。やがて，バスに乗ることの不安は減り始め，治療者から見ても，到着時点でトニーが示していた不安は徐々に減っていった。治療の中頃にはセンターに来るのが楽しみだと話すようになった。

セッションのあいだ中，トニーは治療によく参加した。声について積極的に語り，さまざまな問題を検証し，宿題にも取り組んだ。治療者は面接がトニーにとって楽しいものとなるように努めた。面接の一部を割いて休日の過ごし方や互いの音楽の趣味など，彼にとって興味のあることを話すようにした。

声のコントロールについての信念への挑戦

治療者に支えられ，トニーは声をコントロールするのに役立つ一連の対処戦略を身につけた。声から注意をそらし，別のものに集中することで声を無視することがしばしばできるようになった。トニーはさまざまなスタイルの音楽に強い興味をもっており，（特に自分のステレオで）音楽を聴くことは気そらし法として役立っていた。もっとも，声が聞こえていたとしても，静寂もまた同じくらい落ち着くことがあるとのことだった。その他の気そらし法としては，信頼できる人とおしゃべりをしたり，一緒にいたりすること，忙しくしていることが挙げられた（例：芝刈り，犬の散歩，友人とパブに行く，聖書研究会に参加する）。

テレビ視聴やラジオも時々役に立ったが，一方でそれらの音と一緒に声が聞こえることがあった。その際は，電源を切って別のことに取り組むことでやり過ごしていた。時には単に別のことを考えるだけで少しの間，声から気をそらすことができた。

また「ほっといてくれ」「地獄に落ちろ」ときっぱり告げることで，声がしばらく止まることもあった（ひとりのときは声に出して，人と一緒のときは心の中で言った）。

トニーにとっては，自動車やバイクが自宅を通り過ぎる音，やかんが

沸騰する音，飛行機，話し声など，外からの音が時々，声の引き金になった。騒音が大きくなればなるほど声も大きくなると報告した。片方の耳に耳栓をすることで，音量が下がることに気がつく聴声者もいる（Nelson, 1997）。トニーはこの方法に懐疑的であったが，一回は試したようである。しかしながら，方向感覚が鈍ってしまい，この方法を再度取り入れることはなかった。その代わり，祖母の家など，交通量の少ない比較的静かな場所にいると楽になることに気づいた。

命令幻聴への服従または抵抗についての信念の検討

治療当初，神が自殺を命令しているという確信度は100%であった。声は神からの使いだと信じていた。検証を進めるうち，「天に召される」「もう終わりだ」と言う声を「自殺するべきである」という意味に解釈していた点が，この信念の基礎となっていることが明らかとなった。

ソクラテス的対話を通して，トニーは，この解釈に対して疑いをもつようになり，声は何もできないのではないかと疑問視するようになった。さらにソクラテス式質問法を用いることで，下記のように多くの仮説の信頼性を疑うようになった。

- 神が本当に彼に自殺してほしいと願っているかどうか疑うようになった。なぜ神は死を命令しながら，一方で彼が自殺するのを止めさせるための超越した力を発揮するのかを疑問に思うようになった（彼が自殺しようとすると，身体が動かなくなり，声の命令に従って自傷や自殺をすることができなくなるのだと言った）。
- トニーの宗教的信念によれば，神は慈悲深く，誰もが贖罪することを望んでいる。そして彼は，"殺すことなかれ"という戒律を含む十戒の存在を信じていた。どのようなことがあっても（たとえギターの演奏をやめたとしても），神が殺人を望むはずはないと結論づけた。

- 神が自分の死を望んだのなら，なぜ過量服薬した際やそれ以降にそうならなかったのかに疑問を抱くようになった。あるとき，神に殺してくれと頼んだが何も起こらなかったことを思い出した。
- 声による脅迫を疑うようになった。もし声がそんなにも強力であるなら，なぜ彼に自分を傷つけさせようとするのか？ なぜ声は自ら手を下してこなかったのか？ ソクラテス的対話を通して，声が物理的に危害を加えてくることが可能かどうか検証し，信念に挑戦した。彼は以下のような代替的信念について考え始めた。

    1. 声はナイフや銃弾のような物体ではない。実体があるものしか，彼の身体を傷つけることはできないはずだ。ゆえに，声は彼を傷つけることはできないだろう。
    2. 声が物理的に彼を傷つけたという証拠はない。過量服薬をしてから長年経過しても生きているという事実は，声が脅迫を実行できないということを示している。
    3. 声は実行を彼に委ねており，命令を拒否したら声は無力になる。
    4. 声ができることと言えば大きな声で意地悪にしゃべることだけなので，脅迫に中身はない（ただし，そのような脅迫を受けた際に落ち着かなくなるのは事実である）。

 声は思っていたほど強力ではないとトニーは結論づけた。
- さらに声の信頼性が疑問視された。トニーは声がしばしば矛盾するメッセージを含んでいることに気がついていた。例えば，あるときは神が自殺を望んでいるというメッセージが聞こえ，またあるときは自殺を望まないだろうというメッセージが聞こえてきた。結局，声を信用することはなくなり，からかっているだけだと思うようになった。

- 「あなたの髪は緑だ」と繰り返し誰かに言えばそれが実現するのかどうか考えるように尋ねた。そうすることで，声に従うべきであるという信念に挑戦した。トニーは，はっきりと大きな声で攻撃的に何かを言われたとしても，それが事実で正しいとは言えないと結論づけた。（a）声に同意するか，信じるか，（b）命令通りに実行するか，それぞれの決定権は自分にあることに気がついた。人が何か彼に言った場合に，その内容がその通りかどうかを吟味し，自分で判断するよう励まされた。例えば，他の人に言われたので，自分でやめようと思ったわけではないのにギターを弾くのをやめてしまったとトニーは言っていたからである。
- アセスメント時，トニーは神が個人的に彼に対して命令してきたりしたら，命令に従うと言っていた。しかしながら，神からの命令なのか，声が彼を惑わしているのか，脳が「いたずら」（後述）しているのかを確実に区別できるのかどうかということについて疑いを持ち始めた。

声の威力についての信念の検討

先に述べたような多様な対処戦略を試みることによって，トニーは自分が前よりも声をコントロールできるようになったと思い始めた。これは，彼には声と同じくらい威力があるという信念を支持する根拠として使われた。

続いて，声がトニーに人を傷つけさせたり，自殺するようにしむけたりできるという信念に異議を唱え，声の正体と信頼性を疑うことによって，声は彼が以前に思っていたほど強いものではないという視点をさらに支持した。治療開始当初，トニーは声が強力だと信じていたのだが，それは声が彼の普通の生活を阻むからであった。しかしながら，面接を重ねるなかで集められた証拠によって，この信念に異議が唱えられた。

例えば、トニーは健康センターで毎週行われる治療セッションに参加するためにバスに乗ったり、定期的に友人や家族を訪問したりすることで、自分の不安や被害感に直面化することができることを証明したのである。

さらに言えば、彼は週の休みを家から離れて楽しく過ごすことができたし、声にうまく対処することを学びつつあった。そして声から命令されたときでも、自分が意思決定できることを学んだ。たとえ不快な幻聴体験があったとしても、部屋の中でじっとして何かが起こるのを待つのではなく、できるだけ人生を前向きに進もうとトニーは決心した。

なだめ行動の減少

治療前、トニーは時々声の命令に対し「後でやるから」と言うことによって声をなだめていたが、それはいくらか声を満足させるだろうと思ったからとのことであった。しかしながら、声には彼に何かさせるほどの力がないと信じるようになるにつれて、なだめるのではなくて、「いやだ、そんなことはしない」ときっぱりと言って声に立ち向かい始めた。

声の意味についての信念の検討

治療中、トニーの声の由来が探られた。重要な生活上のストレッサーと、声の出現には明らかな関連があると思われた。声やその他の幻覚体験、そして極端な不安などの精神的健康問題がなぜ生じたのかを説明する代替案として、ストレス／脆弱性モデルが提案された。このモデルは、人によって精神病体験や他の身体的・精神的症状を呈しやすいかどうかの素因に違いがあり、多数または少数のストレスフルな出来事の経験がきっかけとなって症状が引き起こされることを提唱するものである。

トニーの精神病症状の発現に寄与したのは主に以下の要因であろうと同定された。若年成人期に（特に幻覚作用をもつ）違法薬物を使い、ちょうどその時期が、18ヵ月中に3人と死別するという生活上のストレスと

重なったこと；治療中に明らかになったように，過去に多くの喪失体験があること；対人関係の問題（特にガールフレンドが中絶をする決断を下したことに関連した問題）。治療中，トニーは，若い頃，さまざまな催幻覚剤（例えば，LSD やマジック・マッシュルーム）を使ったときにどのような幻覚を経験したかを説明した。当時，彼はそれらの体験が 100％現実だと確信していた。しかし後に，自分が見たり聞いたりしたものは，現実ではなく幻視や幻聴だったことに気がついた。トニーは，また，治療場面やその他の状況で持続的に起きている最近の異常な体験についても率直に話した。現在と過去の体験の関連づけが行われた。次第に，彼は最近の体験も現実というよりはむしろ（視覚，聴覚，触覚の）幻覚であるとみなし始めた。

トニーは，自分がギターやめてしまったことを神が罰しているという信念に疑問を持ち始め，代わりに別の説明を考えるようになった。つまり，もしかすると声は，多くのストレスフルな出来事や催幻覚剤の摂取が組み合わさったことにより発展したものではないかと考えるようになったのである。そうであったとしても，あまりにも頻繁に否定的内容の幻覚があることの苦痛や，体験が現実かどうかについて混乱してしまうことの辛さを治療者は認めた。

健康についての教育と同様に，ストレスマネジメント，バランスのとれた生活スタイルについても，トニーの精神的健康のために現在のストレッサーを最小限にするという観点から紹介された。戦略としては：呼吸法エクササイズやリラクセーション・エクササイズ；お茶，コーヒー，アルコール，コーラといった刺激物を適度なレベルに減らすこと；焦燥と不安を減らすために処方された薬を適切に飲むこと；自分の限界に気づくこと（し過ぎたり，しなさ過ぎたりしない）；問題解決；そして，よいサポートネットワークを維持すること。ストレスに対処するためのトニー自身の資源を強調し，それに他者からのサポートを求めることを加

えた。治療の終わりには，サポートワーカーと一緒に今後も不安のマネジメントを続けることが提案された。

声の正体についての信念の検討

前述のように，声が現実の人々のものなのか，あるいは神からの使いなのか，あるいは催幻覚剤と極端なストレッサーの組み合わせによって引き起こされたものなのかとトニーは考え始めた。治療者は声を聞く体験を説明しうる代替案を提供した。すなわち誤帰属された内的言語や自動思考という説明である（Nelson, 1997: 184-187 参照）。

どのようにして脳が情報を誤って解釈するのかということをありふれた例で紹介した。さらに，トニーは，明らかに「脳の間違い」であると自分にも見極めのついた体験について語った。例えば，あるときは，動物が自分に話しかけてきたと完全に確信していたことを思い出した。しかしその後になって，これはありそうもないことであり，おそらく幻覚体験であったと理解した。

治療の終わりには，トニーは声が神のものであるという考えを疑い，声は自分の脳によって引き起こされている幻覚かもしれないということを50％確信するようになった。

治療で扱われた他の問題

- トニーは，彼の家族に起きることでも，ニュースになっていることでも，否定的な出来事に集中する傾向をもっているようであった。これはしばしば不安や抑うつをもたらした。これらの気持ちをコントロールする方法は，CBTの枠組みや問題解決アプローチを使って検討された。問題解決アプローチによって，情緒に焦点を当てるよりも，むしろより効果的な解決に焦点を当てるように彼を励まし

た。問題を反すうする傾向がトニーにはあったので，治療中には彼の気持ちや心配を受けとめながらも，反すうを最小限にするように話の方向を変えていくことが重要であった。例えば，ある面接では，トニーは自宅の水道の水を流しっぱなしにしてきたのではないかという心配を話した。彼は，他のことを何も考えることができなかった。治療者は，トニーが家を出るまでの出来事を話し合った。話し合いの結果，彼は水道の蛇口を開けたままにしたとはとても考えられないと結論づけた。トニーは，自宅に戻らない決心をし，治療の焦点が他の内容へと移された。

- 活動的でいることの利点が強調された。それは退屈を予防し；一日に構造を与え；落ち込んだ気分を減らし；声を減らす助けになり；人と接する機会を増やす。トニーは特に，サポートワーカーの助けを借りて，音楽への興味をさらに発展させようという計画を立てた。
- トニーは，神やイエスに対して冒涜するような思考をもつことが，幻覚の引き金になると話した。認知的 ABC モデル（Chadwick et al., 1996 など）が，この検討に使われた。侵入思考をもつことがトニーを不安にさせ，これが幻視の引き金となったであろうことが同定された。冒涜することについて不安に感じることが幻覚体験を引き起こしたのであり，冒涜的思考そのものが幻覚を引き起こしているのではなかった。侵入思考についての教育が提供された。その中で，侵入思考の体験をノーマライズし，そのような思考をもつこととそのように振る舞うことの違いを探った。
- 他人がトニーの心を読み，彼の侵入思考を知ることができるという信念に異議が唱えられた。その際，Nelson（1997: 184-187）に述べられている技法が使われた。
- 時々，トニーは就労機会や金銭面，人間関係や自立に関していくらか制約されているという，自分の人生をめぐる欲求不満を口にした。

時間には限りがあったため，治療中にこれらの問題を十分に検討することができなかった。治療終了後のさらなる検討が推奨された。

トニーが将来的にはもっと自立した生活をするために，自活スキルを育てることが役に立つかもしれないということも提案された。そして，トニーの声はしばしば，車やバイクといった外部の大きな騒音が引き金となることから，（交通量の多い幹線道路から離れた）もっと静かな環境に住むことがよいであろうと提案された。

結　　果

治療終了時になっても，トニーは声のせいで生じている脅威によって苦痛を感じているという報告を続けていたが，大体の場合，声との威力関係は前よりも対等になったと述べた。彼はまだ声の内容をコントロールすることはできないと感じていたものの，いつ声に反対したり，抵抗したりするかという選択や，役に立つ対処戦略を使うことに関しては，自分がコントロールできると考えていた。トニーは，自宅を無人にして出かけるというような特定の出来事に関しては強い不安を感じるという脆弱性が続いていたが，不安を回避するよりも，むしろ直面化することを学びつつあった。

全体的に見て，6ヵ月間で，トニーには以下の点で進展が見られた。健康センターへの参加がより定期的になり；面接の前後の不安が減り；社交性が高まり；そして活動レベルが高まったことが報告された。

トニーの治療前後の評価を，表6.1にまとめた。幻聴との力関係尺度（VPDS）（Birchwood et al., 2000），および精神病症状評価尺度（PSYRATS）（Haddock et al., 1999）の「声のコントロール感尺度」と「声の苦痛尺度」を治療前後で測定した。VPDSでは声と，聴声者との間

表6.1 トニーの治療前・治療後の測定結果のまとめ

尺度		治療前	治療後 （6ヵ月フォロー アップ時点）	治療後 （12ヵ月フォロー アップ時点）
威力差[1]	威力	5	4	5
	強さ	5	4	5
	自信	5	4	5
	知識	5	4	3
	危害	5	3	4
	優位性	5	4	4
声に対するコン トロール感[2]		4	4	4
苦痛[2]		4	3	3

[1] 幻聴との力関係尺度（Voice Power Differential Scale：VPDS）
[2] 精神病症状評価尺度（Psychotic Symptom Rating Scales：PSYRATS）
［訳注：点数が下がるほどコントロール感が高い］

の威力の格差を，全体および各特徴別に5件法で測定する。PSYRATSは，複数の側面から幻聴および妄想の重症度を測定し，その中には，症状に対する苦痛の量と強度も含まれる。

表6.1の結果は，トニーの治療終了時と12ヵ月フォローアップ時に，声の威力とコントロールについての信念に重要な変化がなかったことを示している。彼は，声が自分よりもかなりの威力をもち，ほとんどコントロールできないと信じ続けており，それをとても苦痛に感じていた。

結　論

トニーは面接を楽しめたと報告し，終わることを悲しんだ。治療後のデータにおいて重要な変化が見られなかったにもかかわらず，上記に示したように，トニーは声について話し合い，適切な対処戦略を学んだことから多くのものを得たと治療者は考えた。トニーは不快な声が聞こえ

るにもかかわらず,「人は皆生きる権利をもっている」と述べているように,くじけずに生きていくことを学んできたように思われた。さらに言えば,大体において,彼の不安のレベルが下がったように思われ,かなり活動的になったということを示す根拠があった。トニーが述べていたように,治療への参加はかなり「大きな氷を壊した（難局を打開するきっかけをつくった）」のであった。

提　案

治療の最後には,彼をサポートするスタッフに向け,以下のような提案がなされた。

- 他人と音楽の興味を共有する機会や,外にもっと出るといった新しい可能性を生み出すことだけでなく,現在の活動性を維持するようにトニーを励ますこと。
- 不安のマネジメントのサポートを続けること。
- 時々,治療中に,トニーは就労機会や金銭面,人間関係や自立に関していくらか制約されているという,自分の人生をめぐる欲求不満を口にした。これらの問題のさらなる検討が推奨された。
- 将来のため,より自立した生活を送るためのスキルと自信を育てること。
- トニーの声はしばしば,車やバイクといった外部の大きな騒音が引き金となった。そこで,もっと静かな環境に住むことが提案された。
- 治療者によって作成されたまとめの用紙を使うこと。これは,トニーが声に耐え,声が聞こえるにもかかわらず,くじけずに生きていくことができる能力を特に強調しながら,治療者と一緒に作業したことを定期的に振り返るためである。

第7章

ナオミ

ナオミの背景

　ナオミは 24 歳の女性である。最初に声が聞こえたのは 13 歳のときだと彼女は話した。彼女の説明では，声が話しかけてくる体験が 1 日だけあった後，何かよくわからない「クスリ」を飲むようになったという。1 年後には数種類の声が聞こえ始め，それらは大声でひどく苦痛だった。不快な内容だったため，声のことを彼女は怖いものとして体験した。これらの声が始まった後には，ナオミはナイフで人を脅し，17 歳までほとんど精神科病院に入院し続けることになった。

　ナオミが言うには，幼児期は辛く，両親の間の身体的暴力を目の当たりにしたという。母親には叩かれ，知人の大人には 7 歳でレイプされた。8 歳のときには，ナオミは行動上の問題から児童専門家に紹介された。彼女は，どれほどコミュニケーションが難しかったかを語った。彼女はテレビを凝視し，母親が話しかけようものなら叫びだしたという。さらに，青年期の初めには両親が別居した。それ以降，彼女の母親は，ナオミと弟にうまく対処することに困難を感じていたという。

　ナオミは学校の勉強がわからなくなったことから，中学では素行が悪

くなったという。そして，教師への暴行で停学となった後からは，友人からも仲間はずれとなってしまった。両親の学歴が低く，学力面での援助ができなかった。ナオミは24歳まで，精神科的な問題のある他の若者たちと一緒に，サポートハウスで生活した。

第1段階：アセスメント

　初期アセスメントで，ナオミは「何百もの」男女の声が聞こえており，女性の声が優勢だと述べた。声はほぼ間断なく続き，頭の内側からも外側からも聞こえると述べた。彼女が言うには，ひどく大きい声で，しばしば叫び声のようであると。そして，内容はいつも不快で否定的なものであるという。声はしばしば彼女が自傷したり自殺したりするようにと命令した（例えば，「手首を切れ」「窓から飛び降りろ」「車の前に飛び出せ」「便器の中のものを食べろ」「熱湯を自分にかけろ」と言ってきた）。そして，しばしば彼女をすりつぶすと脅したという（つまり，彼女を殺すという意味）。とても批判的な声であり，「おまえは不細工だ」とか「おまえは役立たずだ」というようなことを言っていた。当然，ナオミは声がとても苦痛だと話した。

威力とコントロールについての信念
　幻聴との力関係尺度（VPDS）（Birchwood et al., 2000；本書付録1）によるナオミの信念は，彼女に比べて声には威力や自信や優位性があり，危害を加える可能性についても声の方が彼女に危害を加えることができるというものであった。強さと知識に関しては，彼女は声と同じくらいと評価し，「お互いに尊重しあっている」と評価した。彼女はいくぶん声をコントロールできると信じていたが，一時的なものであった（つまり，ほとんどの間はコントロールできなかった）。彼女は，以下の理由から，

声が彼女の倍くらいの威力をもつと信じていた。

- ほんの少ししか声をコントロールできない。
- 声の話を止められない。
- 声の態度とトーン。
- 自傷を含め，声に行為をさせられる。
- 声は彼女の考えを読み，考えているそばから批判する。
- 彼らは彼女についてのあらゆることと，過去を知っている。
- 彼らは未来を予測する。

声をほとんどコントロールできないとは言うものの，ナオミは声を「呼び出し」，会話することができた。

服従または抵抗についての信念

ナオミは声の命令に服従し，過去に何度か自傷行為や他害行為をしたという。その中には，放火，手首や脚の自傷，大量服薬，他人に熱湯をかけたことなどがあった。その頃，ナオミは恐怖心から声に従わざるを得ないと感じていたという。抵抗すると声に危害を加えられるだろうし，声がより頻繁になって，口調もより攻撃的で意地悪になるのではないかと信じていたのであった。声の命令に従わないときには，体に痛みを感じたことも報告した。しかしながら，アセスメント時点で，ナオミは命令に従って自傷行為，他害行為，器物損壊をすることは**ない**と100％の確信度で言った。その理由は，そのような振る舞いが間違っていると信じているからだという。ただし，「部屋を片づけなさい」「食事をしなさい」というような無害な命令には，1日に2，3度は従ったという。

アセスメントの時点で，ナオミは「声の命令に応じる可能性は高く，自傷や他害の可能性が高い」「命令と関連した高いレベルの苦痛」と評価

された。

声の正体についての信念
ナオミは声の正体に確信はないものの，時々亡くなった人々の魂だと考えると言った。

声の意味についての信念
ナオミが100％の確信度で報告したことだが，声が引き起こされた原因は，ナオミが若い頃から服用した薬にあるという。彼女は過去の悪事のため罰せられているとも信じており，声のひどい口調は，なんとかしてナオミに危害を加えようとしていることを意味していると信じていた。

ターゲット行動
介入のターゲットにする主な服従行動は，自傷や他害の命令に従うことであった。

第2段階：介　入

関係構築
初回面接では，ナオミは声について話し合うことに気が進まず，その理由は声が「彼女にずっとつきまとっている」からだと言った。治療者はナオミに治療の目的を思い出させた。つまり，治療の目的は，声を聞く体験をナオミが理解するように援助することや，他の聴声者に役に立ったような対処戦略をナオミが身につけるように援助することであり，治療全体の目的はナオミの苦痛の減少にあることを思い出させた。治療者はナオミのペースで進めるように気をつけていた。それは，ナオミが声を聞く体験を無理なく，共感的に検討するためであった。

この面接以後，ナオミは治療への参加に乗り気になったように見えた。彼女との関係構築は良好で，問題を話し合って課題の宿題に取り組むことには，かなり動機づけがなされていた。しかしながら，面接への出席はやや不規則であり，治療者が面接室に来ると彼女がすでに出て行った後であったことも何度もあった。スタッフは彼女が面接の時間にいるようにしようとしていたが，その努力にもかかわらず彼女は時々「消えて」しまっていた。この問題が面接で話し合われると，ナオミは，参加し続けたいと主張し，面接が役に立っているとわかっていると言った。

声のコントロールについての信念への挑戦

治療者の支援のもと，ナオミは声に対するさまざまな対処の方法を身につけ始めたので，声のコントロールがうまくできるようになってきた。

気そらし法には以下のものが含まれた：何かに専念する（例えば，定期的に大学に出席する，散歩や買い物に行く，部屋の片づけをする，料理をする）；信頼できる人と話したり，一緒に過ごしたりする；良書を読んだり，音楽を聴いたり，音楽にあわせて踊ったりする；興味のあるテレビ番組やビデオを見る。

ナオミは声の言うことに同意しなかったり，「だまれ」「出ていけ」と声に向かって言ったりすることで，声に立ち向かうようにした。しかしながら，声はさらにひどいことや攻撃的なことを言ってくるようになったので，ナオミはさらに動揺し，怒りっぽくなった。そこで，声のことはできるだけ無視して，声と会話するよりも他のことに取り組むほうがよいと確信するようになった。そのほうが，声が彼女を悩ませることは少ないとわかった。

徐々にナオミが実感し始めたのは，完全に物事に専念しているとき（例えば，大学に出席しているときや会話をしているとき）には声からの休息が得られるということだった。こうしてそのような行動が強化され

ていった。

　治療中期になると，ストレスがたまっているときや何か心配事があるときに時々声が聞こえ始めることにナオミは気づいた。彼女は「リラクセーション」と「気そらし法」のどちらかあるいは両方が役に立つことを理解した（例えば，呼吸をゆっくりにすること，タバコを吸うことに集中すること，散歩に行くこと）。

命令幻聴への服従または抵抗についての信念の検討

　服従または抵抗についての信念に挑戦する最初のステップは，声の信頼性に疑問を投げかけることであった。声が信頼できないことが示されれば，治療者は次のことが主張できるだろう。おそらくナオミが以前信じていたよりも声の威力は弱いだろうし，従うには値しないと。

　最初に「声の言うことはすべて真実だ」という信念に疑問が投げかけられた。治療開始前には，ナオミは声が言うことをほとんどすべて信じていたので，とても苦痛を感じていたし，次のような信念ももっていた。「声の脅し通りに実際にされるか，彼女が脅し通りにさせられる」と。治療中には，「声が言うことはすべて真実だ」という信念を支持する根拠とそれに反する根拠が以下のように検討された。

1. 声はナオミを「すりつぶす」（つまり殺す）と脅したが，そのようなことは起こっていなかった。
2. 声は「おまえの鼻は大きすぎる」「醜い」と言うなどしてナオミをなじった。しかしながら，多くの信頼できる人（彼女のボーイフレンドも）が，ナオミは容姿も性格もとても魅力的だと考えていることを示す証拠があった。同様に，ナオミがちょうどシャワーを浴びている最中に，「ナオミの体臭はくさい」という声が聞こえた。ナオミの出した結論は，声は多くのことに関して嘘を言っているという

ことだった。彼女は，声がただ彼女を困らせ，動揺させるために否定的なことを言うのだと考え始めた。しかし，だからといってそのような言葉が真実だというわけではなかった。

3. 多くの場合，声はナオミ自身のことや彼女のしていることについて否定的なことを言うのだと気づいた。声は彼女の肯定的な特性に対してはめったにコメントしなかった。

4. 声が言っていることは矛盾していると認識された。例えば，声はナオミの部屋が片づいていないことを批判したが，片づいていてもまだ不満を言った。また，「おまえは醜い」と言ったちょっと後に「おまえはきれいだ」と言った。ナオミの出した結論は，声に勝つことはできないので，自分がするのは自分のしたいことだけだし，自分が同意するのは自分が同意したいと思うことだけだ，というものだった。

5. 気づいたのは，しばしば声は同じことを繰り返すことだった。ナオミは，声のことを「壊れたロボット」のようで，何度も何度も同じことを言うのだと表現した。彼女の出した結論は，声は何度も何度も言うだけなのだから，真実でも正しいわけでもないし，それに従わなければならないわけでもないということだった。

徐々に，ナオミは声の信頼性に疑問を持ち始めた。彼女の出した結論は，声はあてにならないし，必ずしも信用できるとは限らないということだった。声の内容の真実性についての疑いが出始めるにつれて，彼女は声によって動揺しなくなり，声が言うことを無視することもたやすくなった。彼女が実感し始めたのは，声が確信的で攻撃的に何かを言うだけでは，必ずしもそれが真実や正しいということにはならないし，彼女がそれを信じたり，同意したり，行動したりしなければならないわけではないということだった。

服従または抵抗についての信念に挑戦する次のステップは，「声はナオミに直接危害を加えたり，彼女に自分を傷つけさせたりすることができる」という信念への挑戦であった。

- ソクラテス的対話を通してナオミが信じ始めたのは，「物理的なもの，例えばナイフや銃弾のようなものによってのみ，身体に危害を加えることができる」「声は物理的なものではないので，彼女の身体に危害を加えることはできない」ということだった。
- 声の大きさや使用する言葉が，時々ナオミを動揺させることが認識された。とはいうものの，強調されたのは，言葉だけでは**物理的に**危害を加えることができないということだった。ナオミの出した結論は，声はひどいことを言うだけで，声にそのような行動ができるだとか，声が彼女にそのようにさせる威力をもっているわけではない，ということだった。
- 気づいたのは，声はどうやらナオミが声の言う通りに行動することあてにしているようだということだった。治療者はナオミが行動**しない**という選択をしたときに何が起きたのかを検討した。彼女が報告したのは，彼女は何度も自分自身に危害を加えるようにという声の命令に抵抗してきたが，その結果，危害を加えられたことはなかったということだった。それどころか，彼女が抵抗することを選んだときに，声に何かされたことは一度もなかったのである。ナオミが出した結論は，声は物理的にナオミを従わせることはできないし，実際には，声に行動する威力はなく，声にできるのは話すことだけ，ということだった。
- その上，気づいたのは，もし声が彼女を傷つけたり殺したりしたかったなら，ずっと昔にできていたであろうということだった。再び，声は決して何もできずただの脅し文句を言っているのだという

ことが示された。
- ナオミは，声にある時，「自分たちで私に切りつけなさいよ」と挑戦したことを報告した。声は「できない」と答えたという。このようにして，声は行動する威力がないという視点が強化された。

「声の命令に抵抗すると声が彼女に危害を加える」というナオミの恐れは小さくなった。そこで，彼女は服従や抵抗をするときに，もっと選択できると感じた。例えば，彼女が出した結論は，彼女がそうしたいと感じることなら喜んで命令に従う（例えば「部屋をきれいにしなさい」），しかし自分や他人に危害を加えるような命令にはすべて抵抗するということだった。ナオミが達した結論は，声は彼女が考えていたほどには威力がなく，自分が考えていたよりも自分には威力がある，というものだった。彼女は声との関係性をより対等なものとみなし始めた。

ソクラテス的対話を通して，声の命令に抵抗することと従うことの長所と短所が検討された。従うことの短所としては，深刻な自傷，行為の結果の責任を取ること（例えば，他人に危害を加えた罪で服役する可能性），ひどく苦痛を感じることが挙げられた。抵抗することの長所としては，ナオミや重要な他者が傷つかないこと，気分よく感じること，コントロール感をもてることが挙げられた。その上，ナオミの気づいたことによると，声の命令に抵抗した当初は不安をしばしば感じたが，その不安はだんだんと弱まり，そして，何とかして気をそらしたときには特に弱まったという。

声の威力とコントロールについての信念の検討

先に紹介したさまざまな対処戦略を試みることによって，ナオミは自分が声をもっとコントロールできると信じ始めた。これは，彼女には声と同じくらい威力があるという新たに出現した信念を支持する根拠とし

て利用された。

　その上, 声の信頼性への挑戦によって, ナオミは声の言うことの真実性に疑いを持ち始め, 声に注意を向けずにいることがたやすくなった。このようにして彼女のコントロール感が高まり, 力づけられた。

　「声はナオミに自傷や自殺をさせうる」という信念への挑戦は, 声は彼女が考えていたほどには威力がなく, 自分が考えていたよりも彼女には威力があるという視点にさらに支持を与えた。声の言ったことに同意するかどうか, 信じるかどうかを決めることができ, 声が言ったことをするかどうか選択することができるので, 徐々にナオミのコントロール感は高まった。

声の意味についての信念の検討

　治療を受ける前, ナオミは声が彼女の過去の悪行に対する処罰であると考えていた。治療中に, ストレス／脆弱性モデルが, 苦痛な声が聞こえることや低い自信などのナオミの精神的健康上の問題点を説明する代替案として提供された。このモデルは, 人によって精神病的体験や他の身体的・精神的症状を呈しやすいかどうかの素因に違いがあり, 多数または少数のストレスフルな出来事の経験が引き金となって症状が引き起こされるということを提唱するものである。

　ナオミの精神的健康上の問題に関係した多くの因子が確認された。例えば, トラウマとなった子供時代の出来事（レイプ, 身体的暴力, 両親間の暴力の目撃）, 学習困難に由来する学校での問題, 青年期の親の離婚, 10代に未知の薬物を服用したこと, そして性的暴行を受けたこと, など。ナオミが若いときに, 何度も極度のストレスに耐え忍んだことが認められた。現在の彼女の対処能力と人生を前に進めようとする決意が称賛された。

　治療終結時には, 生きていくなかでストレスが蓄積して結果として声

は発展し，青年期に未知の薬物を使用したことが引き金となって声が始まった，と100％確信しているとナオミは報告した。

健康的でバランスのとれた生活スタイルを学習するだけでなく，ストレスマネジメントもナオミの精神的健康上，現在のストレスの影響を最小化する趣旨で取り入れられた。戦略としては，ナオミが彼女自身の限界をわかるようにすること（例：忙しい状態にあっても苦痛に感じたり心配になったりするまでやり過ぎない），合間に休憩をはさみながら，ひとつずつ段階を踏んで進んでいくこと，十分な睡眠と食事の量をとること，不安への対処をすること（例：呼吸法やリラクセーション・エクササイズ；適度にコーヒーやお茶，タバコなどの刺激物をとる），問題解決法の学習，そして処方薬を指示通りに定期的に服薬すること，などである。他から援助とサポートを求めたり，良好なサポートネットワークを維持したりすることに加えて，ストレス対処に役立つナオミ自身の資源が強調された。

声の正体についての信念の検討

治療前，ナオミは声の正体について確信していなかった。しかし，彼女は時々，それらが死んだ人々の魂であると考えていると言った。治療者は誤帰属された内的言語または自動思考という，声を聞いたという彼女の経験に対して考えられる他の説明を提示した（Nelson, 1997: 184-187参照）。脳がどのように情報を誤って解釈しうるかという日常的な例も示された。

ナオミは，声がしばしば彼女が言ったことの真似をしたり，彼女についてすべてを知っていたりするように思えると報告した。このことが，声は内的言語または否定的自動思考を反映しているかもしれないことを示す根拠として使われた。

徐々に，ナオミは声が本物かどうか，疑念を表し始めた。彼女は声が

必ずしも本物であるとは信じなかったが，しばしばあまりにも本物らしく聞こえたため，混乱した。

治療が終わるまでに，彼女は声が自分自身の脳が引き金となって起きた経験であることについて，確信度は70%であると報告した。しかし，声が死んだ人々の魂であるかもしれないという確信度は30%残った。

治療で扱われた他の問題

- ナオミはあたかも陰部を触られたかのような身体的感覚を覚えた経験を報告した。当初彼女は，それを自分の意志に反して声が彼女と性的関係をもっていると考え，非常に強い苦痛を感じた。しかしさらに話を進めると，ナオミはその数年前に性的暴行を受けていたことがわかった。その出来事を一通り話し合うことは，ナオミにとって事件に折り合いをつけていくのに役立った。加えて，身体感覚の説明として，トラウマ記憶，不安症状や触覚幻覚および幻嗅といった他の可能性が提案された。その後，ナオミはそのような身体感覚による苦痛が減少したことを報告した。
- 重要な他者との関係について話し合われた。ナオミは時々，他人の要求に「ノー」と言うことができないことを報告した。ナオミがさらに自己主張できる方法が探索された。
- ナオミの自信のなさについて検討された。彼女は，綺麗な髪とかスリムな体型というような身体的な特徴を最も重要であるとみなす傾向があった。そこで個人の資質や成功というような他の要素にも焦点を当てた。彼女には，自分のもつ困難な点よりも自分の長所を認め，それらに関心をよせるよう勧められた。ナオミはさまざまな状況で自分を助けるために，肯定的自己教示技法を身につけた。例えば，「私にはできるわ！」または，「無視できるわ」と自分に言うの

である。徐々に彼女は，自分自身についてより肯定的に話し始めるようになった。彼女は「声が聞こえている人でも，うまく生活することができるんだから，私もそうすることができる。私には将来がある」と結論づけた。

- ナオミは，夕方や夜に眠ろうとすると声が一番悪化することに気づいた。さまざまな対処戦略が探られた。例えば，遅番のスタッフと話したり，睡眠を改善する方法，特にナオミとっては，寝る前に喫煙せず，（カフェインを含んでいる飲物の代わりに）ホットチョコレートを飲み，呼吸法エクササイズを試みたりすることが有効であるとわかった。日中居眠りすることを避けた場合，夜はより長く眠れることもわかった。

- ナオミは，毎日の生活に構造を与えるために活動的にしているよう勧められた。うつ気分を防ぎ，声を静め，退屈を予防し，他の人に会うことによって孤独感を低下させるためである。

結　　果

　治療終結時，ナオミは声が聞こえ続けているが，前よりもかなりコントロールできると考えていた。しばしば，声を無視することができ，声に立ち向かった。さらに，彼女は声の命令に抵抗することができると感じた。（例えばシャワーを浴びるとか何かを食べるなど，彼女が欲する行動のときは声に従ったが）特に自傷や他人に危害を与えるように言う命令に対してそう感じた。なぜなら声は実際に彼女に何もすることができないということを学んだからである。声は同じことを何度も繰り返し，非常に脅迫的であったため，ナオミは中程度に苦痛を感じると述べた。しかし声が言う通りにほとんどならなかったので，前ほど悩まされることはないと話した（治療を受ける前は，声を非常に苦痛であると評価し

ていた)。

　ナオミの治療前後の評価を，表7.1 にまとめた。幻聴との力関係尺度（VPDS）(Birchwood et al., 2000)，および精神病症状評価尺度（PSYRATS）(Haddock et al., 1999) の「声のコントロール感尺度」と「声の苦痛尺度」を治療前後で測定した。VPDS では声と聴声者との間の威力の格差を，全体および各特徴別に5件法で測定する。PSYRATS は，複数の側面から幻聴および妄想の重症度を測定し，その中には，症状に対する苦痛の量と強度も含まれる。

　表7.1 の結果は，治療が終わるまでに声の威力とコントロールに関するナオミの信念が有意にプラス方向に変化したことを示している。しかしこれらのうちのすべてが，12ヵ月後の追跡調査で維持されていたわけではなかった。治療後，ナオミは自分の方がはるかに威力をもち，自信に満ち，知識をもち，声よりももっと力強くもっと優れた存在になったと報告した。さらに，声が彼女に危害を加えるより，（声が彼女から無視されるのを好まないという点で）彼女の方が声を打ち負かすことができると考えるようになった。12ヵ月後の追跡調査で，彼女は「威力」「強さ」「危害」「優位性」において声との関係性をより対等と評価した。彼女は声よりもさらに知識があると感じていたが，声の方がはるかに自信があると報告した。さらに，ナオミは苦痛のレベルが時間と共に変化したことを報告した。治療前は声を「極度に苦痛（4点）」と評価していたが，治療後は「中程度の苦痛（2点）」と変化し，12ヵ月後の追跡調査では「非常に苦痛（3点）」なものとなった。声のコントロールにまつわる信念が時間と共にプラス方向に変化したことが報告された。治療前，ナオミはほんの時折，声のコントロールができると報告した。治療後には彼女はいくらかコントロールできると考え，12ヵ月後の追跡調査では，ほとんどの場合に声をコントロールすることができると考えていた。

表7.1 ナオミの治療前・治療後の測定結果のまとめ

尺度		治療前	治療後 (6ヵ月フォロー アップ時点)	治療後 (12ヵ月フォロー アップ時点)
威力差[1]	威力	4	1	3
	強さ	3	1	3
	自信	5	1	5
	知識	3	1	1
	危害	5	1	3
	優位性	5	1	3
声に対するコントロール感[2]		3	1	0
苦痛[2]		4	2	3

[1] 幻聴との力関係尺度（Voice Power Differential Scale：VPDS）
[2] 精神病症状評価尺度（Psychotic Symptom Rating Scales：PSYRATS）
　[訳注：点数が下がるほどコントロール感が高い]

結　論

　ナオミは，治療セッションが助けになるとわかり，治療者と話す機会がなくなることが寂しいと報告した。彼女は，なぜ声が聞こえてくるのかを理解し，声は自分が考えていたほど強力ではないことを実感するのに治療が役立ったと話した。ナオミは，「私は対処方法を学んでいる」「私は反撃している」「私はもっと前向きに感じている」と述べた。加えて，ナオミは治療者と一緒にやってきたことをまとめた用紙が自分用に作られていることが気に入っているとコメントした。

　治療者の視点からは，ナオミが声について話し，それらに対処するための適応的な戦略を身につけたことが役に立ったように思われた。彼女は不快な声が聞こえているにもかかわらず，人生を前向きに進んでいくことを身につけつつあった。そして，「私は自分にいいことをするの。つまり声にとっていいことでなく，自分にとって一番いいことをしてい

く」と言っていた。

提　　案

治療の最後には，彼女をサポートするスタッフに向け，以下のような提案がなされた。

- 新しい可能性をつくることだけでなく，ナオミが現在の活動に従事し続けるよう奨励すること。
- 彼女が要請したように，仕事を得られるよう，ナオミをサポートすること。
- 例えば彼女自身の資質に注目するよう励ますことなどをしながら，ナオミが自信をつけられるよう取り組み続けること。
- ナオミは将来自分自身の居場所をもちたいと希望していたため，さらに独立できるように生活に関連したスキルと自信を向上させること。
- 治療者から提供されたまとめの用紙を使って，取り組んだ内容を定期的に振り返る。その際，ナオミには声に立ち向かい，声があっても人生を前向きに進んでいける能力があることを特に強調すること。
- 将来的に，さらに治療を受けることを考えること。適当と思われる場合，過去の外傷体験に焦点を当てる治療を考慮すること。

第 8 章

ジャニス

ジャニスの背景

　ジャニスは，治療者が命令幻聴の認知行動療法トライアルのために面接したなかでも，最も複雑な症例のうちの1つであった。彼女は治療中，幾度か非常に精神的に調子を崩し，その結果，地元の精神病院に2回入院した。それぞれの病院にいる間に，彼女には電気けいれん療法（ECT）が施された。そして，それは認知行動療法に重大な影響を及ぼした。各電気けいれん療法の後にあった数回のセッションの間，ジャニスの話す能力，集中力，記憶力，に影響が見られた。

　他に問題を複雑化する要因として，児童擁護の問題が進行しているためにソーシャルサービスが関わっていたことや，一時的に彼女のふたりの子供をジャニスの両親が世話をしていたことがあった。さらに，ジャニスと夫（デイブ）は学習困難をもっているという事実があった。詳しく言うと，ジャニスは失読症であり，書面にした配布物を読むのが困難だった。

　これほどのことがあるにもかかわらず，声の激しさおよび声の命令によって行動化してしまうという高度で深刻なリスクがあるという理由か

ら，ジャニスは認知行動療法に非常に適していると感じられた。

ジャニスはふたりの子供（6歳と2歳）をもつ，28歳の既婚女性である。彼女は，現在，夫と同居している。彼女の子供は"リスク者"登録されており，治療期間中は祖父母によって世話されていた。

ジャニスは，孤立した子供時代であったことを説明した。第1に，彼女は小学校で仲間たちと交際しなかった。このことは失読症のせいで生じたと彼女は考えていた。それは彼女が特別の教育サポートを受け，他の子供と区別されていたことを意味した。第2に，近所で一緒に遊べるような年齢の子供がひとりもいなかった。加えて，ジャニスは自分自身を11歳から「鍵っ子」だったと描写した。彼女の両親はフルタイムで働いており，ジャニスは誰もいない家に帰るのが常であった。（同世代の子のように）他の子供と遊ぶ代わりに，彼女は洗濯し，アイロンをかけ，その他家事全般を行い，夕食の準備を手伝った。ジャニスには兄がいたが，彼は家に帰っても自分の宿題をすませるのに忙しいことが多く，兄とはほとんど接触しなかったと報告している。ジャニスはそういうものだと思っていたので，家事をするのは気にならなかったが，毎日午後に最高2時間もの間，放っておかれるのは好きでなかったと言った。

ジャニスは，自分が子供の頃，両親は彼女にほとんど愛情を示さなかったと報告した。抱きしめられることは稀で，しばしば悪いことをしたという理由で父親に叱責されたことを思い出した。彼が彼女のよい行いを褒めたことは記憶になかった。

彼女は，父親によるひとつの身体的虐待事件（彼女が髪にブラシをかけていなかったので，彼は彼女の毛をつかんで床を引きずったと伝えられている）を思い出した。しかし彼女は，家族から身体的もしくは性的虐待を受けたことは他にはまったくなかったと言った。加えて，ジャニスは家族や親戚とだけ限られた接触をもち，それ以外の者には近づかなかった。

11歳で，ジャニスは失読症と診断され，特別支援学校に通った。彼女には読み書きの障害が続いた。また自由時間の大部分を，彼女を母親とみなしている自分より小さい子供たちの世話をすることにどう費やしたかについて述べた。彼女が将来の夫となるデイブと出会ったのは，この場所であった。

ジャニスは常に孤立した孤独な子供であり，彼女が12歳のときには声が友情の形として発展したようである。3年間，声は助けとなり慰めてくれる仲間であった。そして，彼女に日常の出来事に対処する方法を助言した。さらに，彼女が動揺しているときも彼女を慰めてくれた（例えば，「大丈夫だよ」または「OKだよ」と言ってくれた）。ジャニスは，声を秘密の友人と考えていた。

しかし，ジャニスは15歳のときに，彼女が知っている人間から暴力的にレイプされたと報告した。彼女はデイブ（そのときは彼女のボーイフレンド）に話したが，両親に何を言われるのか心配で，警察へ行くことは拒否した。彼女はレイプによって妊娠し，家族によって中絶を勧められた。彼女の両親は，お腹の子がジャニスとデイブのものであると思い込んでいた。

ジャニスは起こったことすべてが自分自身のせいだと責めた。すると中絶後まもなくして，彼女が聞く声は嫌なことを言うようになった（声はそれ以来ずっと不快な声であり続けた）。

第1段階：アセスメント

初期アセスメントの間，ジャニスはふたりの声が聞こえると報告した。ひとりは男性でひとりは女性であり，男性の声の方がより優勢であった。声は頻繁に（1日に最高6回）彼女に自傷や他害の命令をした。例えば，彼らは「おまえは火傷しなければならない」「自分を切りつけろ，そうし

たいとわかっているはずだ」「自分の頭をオーブンに入れろ」「X（彼女の子供のひとり）を殴れ，そうしたいとわかっているはずだ，おまえにはどうしようもない」「やれ，言われたようにしろ」と彼女に言った。彼女が料理しているとき（すなわち，熱いオーブンの近くにいるときや野菜を切っている最中に），自傷するように言う命令が起こりやすいことに彼女は気づいていた。声は時には脅迫的であり，「彼女（彼女の娘のこと）を連れて行くぞ——彼女をそこにひとりにさせておくなよ」というようなことを言った。声が彼女の行動にコメントすることもあり，しばしば批判的で罵る内容が含まれていた（例えば，「そのやり方は正しくない」「おまえは馬鹿な牛だ」「汚い」）。さらに，時にはアドバイスをくれることがあった。例えば，「薬を飲まないといけないよ」と忠告したり，何を着たらよいか教えてくれたりした。

彼女は，声はほぼ間断なく続き，一度に何時間も続くことがあると報告していた。頭の内側から響いているようで，静かなときも，つぶやき程度のときもあると言った。不快で否定的な内容ばかりで，苦痛を伴っていた。声によって生活が過度に障害されていたため，時に入院が必要であった。しかしながら，入院中も日常的活動やセルフケアを行うことはできていた。推察の通り，ジャニスは声がとても怖いと感じており，しばしば混乱し，パニック状態に陥り，その結果，涙を流すことがあった。

カルガリー抑うつ尺度（CDSS）（Addington et al., 1993）を実施したところ，中等度の抑うつと絶望感，重度の自己卑下（50%以上の無価値感），病的罪悪感（人生でうまくいかなかったことは，すべて自分の責任だったと考える），早朝覚醒，観察された抑うつ状態が示された。さらに，企図までは至らない自殺念慮を抱いていた。

威力とコントロールについての信念

幻聴との力関係尺度（VPDS）（Birchwood et al., 2000；付録1）を実施したところ、ジャニスは声について、自信があり、自分より知識が豊富で、強く、優位であると信じていた。また、自分が声に危害を加える可能性に比べ、声によって危害を加えられる可能性を高く評価しており、声から尊重されるより、声を尊重する方が多かった。

彼女は以下の理由から、声は100%"以上"威力があると信じていた。

- 声をコントロールできない。
- 自傷させられたり、子供を突き倒そうとさせられたりする。
- 自分の弱み、恐怖、過去の悪い行いを知っている。
- 自分を興奮させたり、怒らせたりする方法を知っている。
- たびたび、次に何をすべきかを教えてくれる。

ジャニスは一度声が始まるとコントロールできないと信じていた。そして、声をはねのけたり、生じさせたりすることができなかった。アセスメント時点では、かなり制約された対処能力であり、叫んだり、無視したりすることで声が一時的には止まるようだった。

服従または抵抗についての信念

ジャニスは声を恐れていたため、自傷の命令に従ってしまうことがほとんどであった。声の言う通りにしないと傷つけられるため、命令に従うことが何よりも優先されるべきだと信じていた。彼女は自傷の際の様子を以下のように語った。つまり、キッチンに行き、熱くなるまでオーブンの電源を入れる。その中に手を入れ、火傷するまで仕切り棚をつかむのである。もしくは、キッチンに行き、ナイフで手首や腕を浅く切ったりする。彼女は自分を傷つけたいわけではなく、ただ命令に従っただ

けだと述べていた。一度命令に従うと数時間だけ声が止むので，その間は一息つける。しかしながら，そのうち始まることもわかっていた。

　ジャニスは，声に抵抗した際，より執拗で大きな声，怒鳴り声，叫び声に変わっていくので，結果的に服従してしまうことに気がついていた。そして，屈するまで続くと信じていたので，とても心配で神経質になっていた。一方で，抵抗したい場面として，買い物，両親や子供と一緒のときを挙げた。また，気分のよいときは，声に「あっちに行って」と言えることもあれば，叫んだり罵ったりすることもできた。加えて，夫は可能な限り彼女の自傷行為をとめてくれていた。しかし，彼女は後で声にやられると思い，恐怖で混乱すると話していた。

部分的服従

　ジャニスは"後でやることにする"と考えることで，服従を先送りにする方法を試していた。しかし，次第に声の緊迫感が増すことから，余計に恐怖を感じることがあった。結果的に"もう終わりにしよう，やってしまおう"という考えを選んでしまっていた。しかしながら，オーブンの電源を入れても火傷をしない状況もあった。ジャニスはまた，掃除機をかけることで一時的に衝動を減らすことができたが，後々従わざるを得ないと信じていた。その他のなだめ戦略として，一時的に声を静かにさせるために傷をいじくることもあった。

　アセスメント時点では，ジャニスは声の命令通りに行動化するリスクと自傷他害のリスクが共に高く，命令に伴う高いレベルの苦痛を示していた。

声の正体についての信念

　しゃべり方が古風であるため，声の正体は祖父母（故人）だと50％確信していた。しかしながら，祖父母が生前に声のような不快な内容を話

したことはないと言った。

声の意味についての信念

アセスメント時点では，ジャニスは子供の頃にうまく対処して生きられなかったために，このような声が聞こえてくると報告していた。声が何らかの方法で彼女を傷つけようとしていると100％確信していた。そして，声が彼女を助けようとしているわけでは**ない**ことも100％確信していた。

ターゲット行動

介入の際にターゲットにする主な服従行動は，声の命令に従った自傷および他害行為，特に火傷やセルフカット，子供に及ぶ危害であった。

第2段階：介　入

関係構築

ジャニスが治療セッションに参加しやすいように，地域の診療所で面接の準備をした。初回面接では，感情は平板であり，おどおどした態度であった。しかしながら，面接が進むうちにリラックスして感情を表現することができるようになった。面接で治療者に会うことについて不安を感じていると話し，治療者はこの不安を認め，ノーマライズした。

2回目の面接にジャニスは現れなかった。少し待って，治療者は自宅に電話をかけた。通常の臨床では，このような行為は行わないが，ジャニスは記憶力に問題があったため，この状況では適切な対応だと判断された。彼女はその日，子供を任意で施設に入所させることについて，社会福祉士と話し合うつもりであると，涙ながらに語った。そのため，あまりにも混乱しており，面接に参加できる状態ではないと感じていると

言った。しかしながら，治療者は心配を誰かに話すことは，何らかの助けになるのではないかと提案した。

家族についての心配事

地域の診療所で面接を行うことについて合意し，まずは目の前の問題に焦点化した。ジャニスは声のために子供を養育することが困難であった。彼女は，子供に危害を加えるように言う命令が頻繁で，時々その命令の通りに行動してしまったと話した。例えば，「やれ，今だ！ やらないと黙らないぞ」と聞こえたことで，ふたりの子供のうちひとりをテーブルに向かって突き飛ばしたのである。また，「叩け，そうしたいんだろう。傷つけなければならないんだ」という声の命令が聞こえたことで，子供に対して平手打ちしたり激しく叩いたりしたことがあったという。部屋から離れることで抵抗を試みていたが，声はますますひどくなり，叫び声に変わることがあった。その結果，彼女は自分自身を火傷させるのであった。命令通りに子供に危害を加えてしまう際は，子供を傷つけたくない一心で手加減して叩くことがあった。しかしながら，そのようなときは「そのやり方は間違っている。ちゃんと叩け」という声が聞こえてくるのである。

ジャニスは子供の安全を心配しており，"まともな子供時代"を過ごしてほしいと望んでいた。彼女は1番上の子供がすでに介護者の役割を担っており，母親と離れて遊ぼうとしないことを気がかりに感じていた。さらに，2番目の子供には言語の遅れが見られた（言語療法士に相談に行っていた）。

この時点で，彼女は簡単な雑用をこなすことにさえ困難を感じていた。また，あまりに不足している睡眠をとり，元気を取り戻すために，子供の世話を少しの間休む必要があると考えていた。しかしながら，夫は自分が主たる養育者になることで，子供を家に残しておきたいと考えてい

た。ジャニスは夫が自分の困難を十分に理解していないと述べ，子供を残すとしたら，子供や家事についても，夫が今よりもはるかに多くの責任をもつ必要があると考えていた。そこで彼女は，子供に慣れていて，より柔軟に訪問してもらうことができるため，里親に出すよりも，両親に子供の世話をしてもらうという選択肢を選んだ。

不安のマネジメント

　2回目の面接で，ジャニスは同日の早い時間にパニック発作を体験したと報告した。呼吸困難，身体のほてり，震え，イライラした気持ち，焦燥感，混乱という典型的な症状，また子供に関連した不安な考えが浮かんだと話していた。その後の面接において，治療者はこのような症状を目撃した。それは3回目の面接の終わりに次回の部屋を予約しているときに起こった。突然ジャニスの呼吸が荒くなり，苦しそうに泣き叫んだ。彼女は恐怖を感じて今にも逃げようとしているように見えた。治療者は穏やかな声でジャニスを座らせ，治療者を見ながらゆっくり呼吸するように促した。治療者はジャニスを安心させながら，4つ数えて息を吸って，6つで吐き出すようにゆっくりと呼吸するところを見せた。ジャニスは治療者に続いて呼吸を整えることで，次第に呼吸数が落ち着いた。冷静になったところで個室に移ると，夫が不在なので家に帰るのが怖いと泣き出した。そこで，夫が不在であった場合にどのような対処が可能か話し合った。ジャニスは不安感を最小にするために，ラジオを聴きながら横になることはできると述べた。治療者はジャニスが帰宅する際に勇気づける言葉を投げかけた。その次の面接では，帰宅したら夫がいたので，気分が楽になったと話した。

　ジャニスは次の面接の最中，3回のパニック発作を体験した。発作のたびごとに，治療者は呼吸を調整する手助けを行い，不安をマネジメントするように援助した。そして，3回の発作の引き金について検討した。

加えて，治療者は不安のマネジメントに関する情報を提供した。ジャニスには失読症があるため，資料を渡すことはできなかったが，その代わりに基本的な呼吸法の訓練を行い，呼吸法やリラクセーション法の録音テープを渡すことにした（結果的にとても役立ったと報告していた）。
　ラポールや治療関係を構築する上で，不安感を和らげる援助をしたことは，導入期の重要な要素であった。
　ジャニスは，その後の何回かの面接に継続的に参加した。涙ぐむことはあったが，声の体験についてよく話すようになった。さらに，精神的問題に関係しているであろう出来事を話すことで，自分自身の問題の経緯を理解するようになった。

電気けいれん療法（ECT：electro-convulsive therapy）の影響

　5回目の面接後，重症のうつと服薬のモニタリングのため，担当医とケア・コーディネーターの勧めによって，地域の精神病院に入院することになった。ジャニスと家族はふたりの子供の養育に関する問題で頭を悩ませており，このことがうつ症状を悪化させていたと考えられる。治療契約を維持するため，治療者は入院中のジャニスと面接を続けた。
　精神科での治療計画には，電気けいれん療法（ECT）が含まれていた。その結果，記憶喪失，注意持続時間の減少，集中困難を含む副作用が引き起こされた。治療者はCTCHの面接時間を10～20分に短縮し，1週間に2回の頻度で面接を行った。ジャニスの集中力と注意力のレベルによっては，徐々に30～60分まで持続することができた。しかしながら，電気けいれん療法が注意，集中，記憶の問題をもたらしたことによって，入院前までに確立された進歩は後退してしまった。
　それでもジャニスは多くの面接に参加し，欠席は身体的不調時の1回のみであった。このことから，多くの問題を抱えながらも，治療を継続する動機づけは高いことがわかった。

声のコントロールについての信念への挑戦

　治療者に支えられることで，ジャニスはさまざまな声への対処法を習得し，声をコントロールできるようになった。

　信頼できる人（夫，両親，友人）と話をしたり，一緒に過ごしたりする，忙しくする（家事，料理，ガーデニング），面白いテレビを見る，音楽を聴く，軽く散歩する，テレビゲームをする，などの気そらし法は，声から注意を逸らすために役立っていた。

　面接中，ジャニスがしばしば声に気をとられている様子が治療者によって観察された。また，彼女の注意を声から引き戻すために，夫が叫ばなければならないことが時々あることが明らかになった。

　ジャニスは活動的でないときに声は悪化し，より抑うつ的になることに気がついた。治療者は，否定的思考，回避行動，気分の落ち込みという悪循環の観点から，うつ状態について説明した。その結果，活動リストが作成され，活動的でいるように促された。活動リストの中には，夫や母親との外出，犬の散歩，買い物，家事，パズル，子供とのゲームが含まれていた。治療者はまた，ジャニスをデイセンターに紹介した。最初は通所に不安を感じていたが，援助され勇気づけられることで，似た問題を抱えるメンバーと会うことやデイケアセンター内の活動が楽しみになった。活動的でいることによって声を静かにさせ，うつの悪循環を断ち切れるだけでなく，一日に構造が与えられること，人と会う機会となること，退屈を紛らすことができること，孤独感を和らげられることなどのメリットも強調された。

　声のコントロール感を高めるため，問題解決アプローチが紹介された。例えば，あるときはジャニスがキッチンにひとりでいると，火傷をしろという声が聞こえてきた。その際は，キッチンを出て庭にいる家族のもとに行くことで対処した。そうすることで声から気をそらすことができ，自傷を防ぎ，幸福感を感じることができた。

ジャニスや夫がはっきりと「黙れ」「ひとりにしてくれ」「あっちに行け」と言うことで，声が止むことがわかった（ひとりのときや夫と一緒のときは叫び，他の人と一緒のときは心の中で言う）。この方法を用いることによって，いつも気そらし法ばかり使うのではなく，時には声に立ち向かうことでコントロール感を得られることがわかった。

よく眠れたときも声の対処可能性は高まることが明らかになった。さらに，定期的な服薬をすることは，抑うつ感や不安の低減に役立った。

声との力関係について言語化することが促された。彼女は「自分がねずみで声が怪物であることが多いが立場が逆転することもある」と，"ねずみと怪物"という例えを用いて説明した。あるときは最悪の敵が目の前にいるようだけど，別の日は「黙れ」「あっち行け」と言うと述べていた。この段階では，全般的には声の方が威力があるように見えたが，ジャニスの方でも声に対していくらかのコントロールを示し始めていた。声と対等の関係を築くことも治療の目的のひとつであることが強調された。

命令幻聴への服従または抵抗についての信念の検討

まず治療者は，なぜジャニスが声の命令に服従しなくてはならないと時々感じるのかを彼女と検討した。ジャニスは，声が説得力のある厳しい言い方をするのでつい行動してしまうのだと説明した。また，もし声の命令に抵抗したら，声が何らかの方法で自分や家族に危害を加えるのではないかと彼女は恐れていた。そのため，この2つの信念に挑戦した。

声の話し方への挑戦

「支配的な口調で繰り返し言われたら言う通りにしなければならない」という信念に挑戦した。治療者はジャニスに，「ワーイ！」と叫びながら部屋の中を走り回ってほしいと言った。ジャニスは笑ってそれを断った。

治療者は同じことを，より厳しい命令的な口調で繰り返した。しかし，ジャニスは再び断った。同様に，ジャニスは夫が繰り返し言っても，自分を傷つけることをはじめ，彼女の意に反することには従わないと話した。ジャニスは，他人の命令にも従わ**ない**ことを選べるということを認めた。

危害に関する信念への挑戦

しかしながら，まだジャニスは声の命令を拒んだ結果を心配していた。そこで，次のステップとして，声がジャニスや彼女の家族に危害を加えたり，彼女に自分や他者を傷つけさせたりすることができるだろうという信念に挑戦することにした。

- ソクラテス的対話により，ジャニスは「ナイフや銃弾のように何か物理的なものでなければ物理的な身体を傷つけることはできない。また，声は物理的な存在ではないので，自分や家族を物理的に傷つけることはできない」という信念を築き始めた。
- 声が使う言葉，その厳しく高圧的な口調，そしてしつこさが，ジャニスを動揺させ，命令に従わなければいけない気持ちにさせるのだということが確認された。もし，声が礼儀正しく親しげな口調でリンゴを切るように言ってきたなら，彼女がおびえることはないと思われた。言葉だけで彼女や彼女の家族を**物理的に**傷つけることはできないということが強調された。
- 声は，彼女が声の指示通り行うことをあてにしているように見えた。治療者はジャニスが指示通り行動**しない**ことを選んだとき何が起こるかを検討した。ジャニスは，自分を傷つけろという声の命令を拒んだとき，自分にも家族にも何ら物理的な害がなかったことを報告した。それどころか，彼女が拒む選択をした際，声が行動を起こし

たことは一度もなかった。ジャニスは,「声は自分を物理的に服従させることはできない。事実上,声は行動する力をもたないし,話すことしかできないのだから」と結論づけた。

- 声から力を奪う最も強力な技法のひとつは,治療者が何らかの方法で声に治療者自身に危害を加えるよう直接的な挑戦をすることである（Nelson, 1997: 198-199 参照）。まず,治療者は,脅し通りに声が行動できないと考える理由について手短に述べた。そして,治療者は声に直接,「セッションの間に私の小指を切り落としなさい」と挑んだ。治療者は,この挑戦の責任はすべて自分が取ること,また,この結果として何の害も生じないであろうことを明確にジャニスに伝えた。その結果,ジャニスは「声が黙った」と報告し,治療者の指には何も起こらなかった。

その後の数セッションで,治療者は自分の小指が損傷なくついていることをジャニスに示してみせた。この技法により,「声は物理的に傷つけることができない。もっと適切に言えば,声は口先で脅しているだけだ」ということを納得させる証拠が示された。

声の信頼性への挑戦

治療者はジャニスに声の信頼性を疑う方法も教えた。もし,声が信頼できないことが明らかにされれば,治療者は,声がおそらく以前にジャニスが信じていたほど威力をもっておらず,つまり,従う価値などないと主張することができるだろう。声がジャニスにとって危険なことを言ってきたら「その証拠は？」と尋ねるよう彼女に勧めた。

あるセッションでは,声が「おまえは役立たずだ」と非難する根拠を検討した。ジャニスは自分がもつたくさんの長所を確認することができた。親切で優しい人柄,自分の子供たちに愛情を示していること,人生

の度重なる困難を乗り越えて生き抜いてきたことなどである。彼女は役立たずとは程遠く，また，このことから，声が彼女に言うことは信頼できないと結論づけられた。

その後，声がジャニスに「おまえは馬鹿だ」と言ったとき，ジャニスは自分が馬鹿でもなければ狂ってもいないと言って，自分の意見を強く主張した。ジャニスはそう言い返したことに，「奇妙だけど満足感がある」と報告した。

また別のセッションで，ジャニスは座ってテレビを見ているときに声が「黙れ」と命令してきた様子について話した。ジャニスはこの命令を馬鹿馬鹿しく思った。というのも彼女はずっと黙っていたからだ。そこで，彼女はただ声を無視してテレビを見続けた。

ジャニスは徐々に声の信頼性を疑うようになった。彼女は，単に説得力のある厳しい口調だからといって，声の言うことが必ずしも真実で正しいということにはならないし，声が言うことに対して信じたり従ったりする必要はないということを，よりはっきりと感じ始めた。ジャニスは，「単に声がしつこく邪悪だからといって，声が自分に命令通り行動させられるわけでも，声が行動できるわけでもない」という結論を下すことができた。

ABC モデルの使用

治療中，具体例が生じたとき，それらを使って認知療法モデルを示した。以下の例は，声の命令に従うプロセスと自分の気分との関連をジャニスに理解しやすくさせることをねらいとした。

- **きっかけとなる出来事**（Activating events）：ひとりで家にいる。
- **信念**（Beliefs）：「ひとりぼっちだ」または「誰にも助けてもらえない」と考える。

- **結果（Consequences）**：不安，悲しみ，憂うつを感じる。行動：何もせず座っている。
  - よりネガティブな思考。例）「私は役立たずだ」
  - もっと落ち込む。
  - 声が「自分に火をつけろ」と言う。
  - 命令通りに行動しなければならないと感じる。
  - 行動した自分自身に失望する。
  - さらに落ち込んだ気分になる。
  - 声が続く。

その後，行動変容，信念やネガティブな自動思考への挑戦，声への挑戦などによって，このプロセスを中断する方法を検討した。

長所短所分析

声の命令への服従や抵抗について長所短所分析を行った。声に服従することの短所としては，彼女が自分や子供に重大な危害を加えてしまうことや，子供たちを取り上げられて永遠に育てられなくなってしまうリスクを高めること，極めて苦痛に感じることなどが挙げられた。また，(声に服従しても)声はたいして長い時間止まってくれるわけでもなかった。一方，声に抵抗することの長所としては，(たとえ声の脅迫が聞こえ続けていても)ジャニスにも子供たちにも何ら危害が加わらないことや，より高いコントロール感がもて，苦痛が少ないことなどが挙げられた。

ジャニスが声の命令に抵抗する際，初めは不安を感じるかもしれないが，不安は徐々に和らいでいくであろうこと，何らかの方法で自分の気をそらすことができれば，特に不安は和らぐであろうことを強調して伝えた。

命令幻聴に抵抗する根拠

　治療を重ねるにつれ，ジャニスは声の命令にもっと抵抗できる感じがすると報告した。あるセッションで，ジャニスは声がどんなふうに「起きろ」としつこく命令してきたかを説明した。彼女は30分間抵抗することができた。その後，声に対してただ耐えるのとは別の気そらし法を見つけるために起きた。ジャニスが声に抵抗することを身につけた別の例は，着るものについて声が彼女に忠告してきたときのことである。ジャニスは「私が着たいものを着るのよ」と言うことができた。これらの例は，声の命令に服従するか抵抗するかの選択権はジャニスがもっているのだという考えを支持する材料になった。

　治療の終盤に，ジャニスは自分を傷つけるように言うより深刻な命令にも抵抗できるようになってきたと報告した。声は続いていたが，自分や家族に何も悪いことは起こらず，声のことで心配することが減って楽になったことに彼女は気づいた。

声の威力とコントロールについての信念の検討

　「声はジャニスに自分や他者を傷つけさせることができる」という信念への挑戦により，「声はジャニスが以前思っていたほどの威力をもたないし，ジャニスは思っていた以上の威力をもっている」という考えが支持された。ジャニスは，もっとコントロールできるという自信を持ち始めた。なぜなら，彼女は声が言うことに同意するかどうか，声が言うことを信じるかどうかを決定できたし，声が言う通りに行動するかどうかを選択することができたからである。

　治療の中で明らかになった重要なテーマのひとつは，ジャニスの人生における全般的な無力感だった。彼女は自分の人生をまったくコントロールできず，極めて限られた選択しかできないと述べた。このことは彼女の抑うつ気分の一因となっていた。（前述のさまざまな対処戦略を

用いて）ジャニスが声をいくらかコントロールできるようにすることで，声に対してさらなる権限をもつことを実感させ，願わくば，彼女の人生の他の領域に連鎖反応を起こすことが期待された。さらに，セッションの進行に関してどのように感じるか（ポジティブかネガティブか）というフィードバックも含め，治療の間，ジャニスが治療者に意見を言うことが奨励された。

治療者は声とジャニスとの関係をあらゆる大人同士の関係にたとえた。大人同士の関係には，ギブ＆テイクや選択があった。つまり，声または誰か他の大人がジャニスに何かをするように言ったとしても，彼女は言われたことに同意するかどうか，言われたことを行うかどうかを選択することができるのである。例えば，ジャニスは時々，声に着るものを提案されると（それに同意した場合は）喜んで従っていたが，自分や他者を傷つけることなど彼女が望まないことを命令されたときは，「いいえ！ そうはしないわ」と言って拒む選択ができることを学習していた。

治療中期に，ジャニスは自分の中の「別の自分」がしばしば声に異議を唱えた様子について話した。彼女は，声のひとつが治療者のすべての質問に答えることで采配を振るおうとしていたときの様子を説明した。これに対し，ジャニスは賛成する気になれなかったので，声の言うことに返事を**しない**ようにしてやり過ごした。声に自分の意見をはっきり言うということに慣れていなかったため，違和感も覚えたが，それは声に支配されるよりはましに思えた。

CBTで，声に対して自分の意見を主張するという考え方を導入したものの，より幅広い状況においてジャニスを力づけるためには，より長期間の取り組みが必要であると思われた。

声の意味についての信念の検討

治療開始時，ジャニスは「悪意の声は，10代に性的被害を受けて妊娠

第8章 ジャニス

中絶した罰だ」と信じていた。治療の中で，ジャニスに何が起きたのか話してもらう枠を設けた。彼女は，あまりにも恐ろしすぎて警察にも両親にもそのことを伝えられなかった様子を話した。彼女は，母親にその赤ん坊の素性についての事実を話せなかったことを今も後悔していると言った。もしそれがデイブの子供だったら中絶など拒否したということを母親に知ってほしかったのだ。彼女は中絶した自分がいやで，レイプされ，その事実を母親に言えなかったことで自分を責めていると話した。

治療者は，声の内容がジャニス自身の自分に関する思いを反映しているのではないかという仮説を検討した。彼女は，時に自分と声との識別が難しいことを次のように話し，その仮説を認めた。「どの部分が私でどの部分が声なのかをはっきりさせようとするんですけど，それは本当に不気味な感じです」。さらに，自傷は過去の出来事について自分を罰したいという思いを満たすものなのではないかと推測された。ジャニスもそれはありそうだと同意した。このように，治療的過程で重要だったのは，過去の外傷的な出来事に絡んだ彼女の自分自身に関する信念を扱い，自責や罰に関する信念に挑戦するということであった。

治療中，彼女が苦痛な声を聞いたり，強い不安症状を体験したりするなどの精神的問題を抱えるようになったことの代替説明になりうるものとして，ストレス／脆弱性モデル提案がされた。このモデルは，人によって精神病体験や他の身体的・精神的症状を呈しやすいかどうかの素因に違いがあり，多数または少数のストレスフルな出来事の経験がきっかけとなって症状が引き起こされるということを提唱するものである。

彼女に精神的問題を生じさせたと考えられるものとして，次のような多数の要因が挙げられた。学習障害（後に読字障害と診断された）のため同級生との相違があったこと，親の温かみや愛情が不足していたこと，いつも家でひとりきりだったり一緒に遊ぶ子供が近所にいなかったりしたことによる孤独感，大人になるまで家族の内外に協力的な人間関係が

不足していたことなど。

　養育や共感の不足に加え，孤独な状態で10代を過ごしたことが，（親切で，助けになり，慰めてくれる）好意的な声の引き金になったのかもしれないという考えが提示された。その後，おそらく青年期の外傷的な出来事が声を悪意的（邪悪でジャニスに批判的）にしていったと思われた。

声の正体についての信念の検討

　治療前，ジャニスは声が祖父母（故人）の声に似て聞こえると話したことがあった。しかし，声と違って，彼女の祖父母は，それまでに自分や他人に危害を加えるように彼女に言ったことは一度もないとのことだった。治療者は，声を聞くという彼女の体験について考えられる代替的解釈として，内的言語や自動思考の誤帰属（Nelson, 1997: 184-187 参照）と呼ばれる説を提案した。（治療者自身の体験も含めて）脳が情報をどのように誤解することがあるかという日常的な例も提示した。治療者はまた，声は聞き手が知っている誰かの声であるかのように聞こえうるということも説明した（Nelson, 1997: 184-187 参照）。

　治療を通して，ジャニスは声が外部からの邪悪な力なのか，それとも自分の一部（例：彼女の内部にあるネガティブな自動思考など）なのかについて疑問を抱くようになった。

治療で扱われた他の問題

声の消失

　4回目のセッション中，ジャニスは新しい抗精神病薬を服用した後，声が止まったことを報告した。ネガティブな内容だったにもかかわらず，ジャニスはその声に馴染んでいたので，声がなくなって寂しいと話した。彼女は，そういった声がいつも身近にあったので，今は怖くて（「声が

去ってしまい，私について知りたいと思う人はもう誰もいない」），声がいなくなったことで孤独に感じる（「もう誰も話す相手がいない」）と言った。このようなジャニスの喪失感と見捨てられる不安感について話し合い，声が存在することの長所と短所について検討した。ジャニスは，声は自分に苦痛を感じさせるだけなのだから，声がなければもっと順調にやっていけること，また，もし声が止まったなら，自分は子供たちをずっと手元において世話できそうだと考えた。しかしながら，声が再発する可能性があることも強調された。治療者は，声を仲間として頼ることの代わりになるものを検討し，ジャニスに夫や家族以外にもサポートネットワークを広げるように勧めた（例：精神障害者向けの地域のデイセンターに通所することなど）。

予測通り，次のセッションでは再び声が聞こえていた。それは，彼女が子供に会いに行ったことがストレスになって引き起こされた。ジャニスは，声を自分の一部として受容するよう励まされた。彼女は声によりうまく対処する方法を学ぶことが，声に対するコントロール感を高め，苦痛を和らげることを思い出した。（ポジティブであれネガティブであれ）声を聞く体験が，彼女が人生を歩んでいく妨げになる必要はないということを強調した。

治療の終盤では，声が再び，数日間止まった。これは，ジャニスが自分自身について気分よく感じていて，抑うつや不安が少ないという事実と関連していた。再度，対処方法と声が再発する可能性を検討した。

子供たちのケア

ジャニスとデイブのふたりの子供のケアに関するソーシャルサービス関係者との打ち合わせの結果，少なくとも数ヵ月間は，ジャニスの両親が子供たちの中心的な養育者になり，ジャニスと夫は毎週2回，訪問するということで合意された。また，状況の定期的な見直しについても同

意された。

　ジャニスが，自分の受けてきたしつけがあまり理想的ではないと話していたことをふまえて，子供の世話をしているジャニスの両親に関する問題を検討した。ジャニスは，父親が疲れているとき，今も短気になると話した。それにもかかわらず，彼女は，両親が自分を育てたときよりも孫には寛大であり，よりポジティブに子供たちを扱っていることを考えていた。さらに，父親は狭心症をわずらっており過剰なストレスに注意する必要があったので，ジャニスは，父親が子供たちに身体的な危害を加えることはないだろうと信じていた。しかしながら，彼女は，両親が子供たちを幼い人間としてよりも物のように扱っているのではないかという心配をいくつか口にした。ジャニスは子育てについてはもっと「子供中心」のアプローチをしたいのだと言った。例えば，できるだけ好きなように遊ばせ，抱きしめるなど，触れあいによる愛情や励ましを充分に与えたいと考えていた。しかしながら，結局，ジャニスとデイブは，里親に預けるよりは，やはりジャニスの両親に子供たちの面倒を見てもらう方がよいだろうとの決断を下した。

　治療期間中，子供についての話題は重要課題であった。ジャニスは，幻聴をどうにかしない限り，常時子供の世話にあたれるようにはならないのではないかと心配していた。さらに，子供の面倒を見ることができないとわかったことで，彼女の無力感は一層強まっていた。そこで「質の高い時間」の概念が導入された。たとえ常時子供の世話にあたっていなくても，ジャニスが子育てに関わり続けることがいかに（子供たちの成長のためには）大切なことかが強調された。そして，治療の中では，声に対処し，その命令に抵抗する能力を高めるよう励ました。ジャニスが声をもっとコントロールできると感じるようになり，自分の力を感じられるようになれば，再び子供の世話に戻れる可能性は高まるのではないかと仮定したのである。

システミックな取り組み

　より広く家族の枠組み全体を対象としたシステミックな取り組みをすることで，ジャニスのニーズに応えやすくなるだけでなく，彼女の困難に対する理解が深まるであろうと考えられた。また，家族とのやりとりを通じて，治療者は，家族からジャニスの治療継続に対するサポートを引き出したいと考えた。

　3回ほど，治療者は，ジャニスと夫のふたりと面接をした。このときの中心課題は，彼らが生活のコントロールをいかにもてていないかについてであった。両親や専門家が，代わりに決断をすることが多かったのである。ジャニスと夫は，そうした関わりが彼らのためを思ってであることは理解していたが，それでも自分たちの生活に関わる決断の過程には可能な限り参加したいと言った。その思いは，ジャニスのケアに関わるケア・コーディネーター，主治医，ソーシャルワーカーに伝えられた。

　デイブは，自分の両親とジャニスの両親のどちらに対しても，何ら発言権や影響力をもっていないと思いこんでいたので，治療者はその信念について探った。すると，デイブは自分の中にも強さがあることに気がついた。例えば，妻や子供の面倒を見る力があること，経済的に自立していることなどである。そのおかげで，自分の意見には価値がないという信念を自ら見直すことができた。治療者は，「声 対 聞き手」の関係は親子関係に似ているのではないかと説明した。私たちは子供時代には親の言うことを聞くよう期待される。しかしながら，大人になると親との関係はより対等（大人 対 大人）になり，言われた内容について賛成することも反対することもできるようになる。同様に，治療の目的は，声と聞き手との間に，より対等な関係を築くことにあると説明したのである。

　加えて，治療者は，デイブがいかにしてジャニスが声に対処するのを支えることができるかを教えた。そのためにまず，どのようにしてデイ

ブがジャニスを支えることができるのかを探ったところ，以下のような例が挙がった。一緒にいてあげる；声から気をそらすことができるように話をする；声が脅かしてくるときには，夕食の支度を手伝う；声が脅迫し，命令してくるときにはジャニスがひとりで台所に行かないようにする；ジャニスが自分で思いつくのに苦労しているときは，対処戦略を考えるのを手伝ってあげる，などである。また，例えば家や家族に関する決断の過程には関わらせるなどして，ジャニスがなるべくコントロールを握れるように支えるよう，デイブを励ました。最初，デイブはこうした戦略がうまくいくかどうかに懐疑的だった。投薬以外に解決法はないと思っていたからである。治療者は，デイブの偏頭痛の例を出して，この信念に挑んだ。偏頭痛のときは，薬を飲むだけでは駄目で，リラクセーション（例：静かな暗くした部屋で横たわる）を組み合わせる必要があるのではないかと。同様に，投薬に対処戦略を組み合わせることで，ジャニスが苦痛な声とうまくつきあえるようになるのだと説明した。すると渋々ながらデイブは，妻のために提案された戦略を試してみることに同意した。

さらに，ジャニスの許可を得て，治療者は彼女のケア・コーディネーターや主治医とも数回連携し，治療の終わり頃には病棟の治療評価会議［訳注：週1回程度，多職種ケアチームが担当患者の治療の進展について話し合い，患者を呼んで方針を確認する会議］にも出席した。

自 傷

治療者の観察によると，ジャニスは自分を傷つける命令よりも，他人を傷つけるように言う命令に対してより抵抗できるようであった。探っていくと，ジャニスは自分を嫌っていたために，自分を傷つけることは，他人を傷つけることに比べて気にならないようだった。そこで，自分の抱えている困難だけでなく，もっている強さも見きわめ，よりバランス

のとれた自己概念をもてるように援助した。そのためのエクササイズをすることは，彼女にとっては相当に困難なようだったが，治療者のサポートを得て，なんとか頑張った。

その他の問題

- ぶり返しが起こったときにいかに対処するかについてのアドバイスがジャニスに与えられた。
- 他の人に助けやサポートを求めたり，よいサポートネットワークを維持したりするだけでなく，自分なりのストレス対処能力の発揮も重視された。
- 治療のまとめ用紙およびその録音（失読症への対応のため）がジャニスに渡された。用紙のコピーはケア・コーディネーターにも渡され，定期的にジャニスとその振り返りを行うことが推奨された。

結　果

　当初，ジャニスには16セッションのCTCHが提供された（CTCH研究トライアルのプロトコルにて提案されているセッション数）。しかしながら，総計すると，ジャニスは治療者と27回面接し，そのうちキャンセルしたのは1セッションのみであった。不運なことに，ECTによる治療が必要となったために，ECT後の注意力，集中力，記憶力の低下により，認知療法の進展が妨げられたという事情があった。ECTの影響の結果，1回あたりの治療時間を短縮せざるを得ず，当初同意した回数の2倍近く面接することとなった。さらに，声の威力関係以外にも問題が山積していたために，プロトコル通りの治療を提供することは極めて難しかった。

　にもかかわらず，治療の中期（セッション15）には，ジャニスは以前

に比べて声が聞こえる頻度が1日1回程度まで減少し，ほとんどの場合に，命令に抵抗できるようになったことを報告した（過去の1ヵ月間，手首を1回ごく浅く切っただけだった）。

ジャニスは，「前よりも分別がついたし」「耳を傾けるほどバカじゃなくなった」と言った。彼女の説明によれば，声の言うことに抵抗することは「奇妙な感じだけど結構気分がよい」とのことだった。

ジャニスは，自分がほとんどの場合にある程度，声のコントロールができると信じるようになった。声を無視するのが最も有効で，時には声に怒鳴ってみたり，刺激を増やして気をそらしたり，声の内容に疑念を呈したりすることも有効だとのことだった。以前，声の言うことを聞いていたのは，孤独で，誰も助けてくれないと感じていたからだったが，今は違うように感じ始めたとジャニスは説明した。声は中等度に苦痛（治療前は「非常に苦痛」だった）であるが，無視すればもはや苦痛ではなくなった。

治療中期に，ジャニスは声と自分との関係が大きく変わったことを報告した。自分の方が声よりもはるかに威力があり（治療前は，100％声の方が威力があると言っていた），強く，自信もあるし，知識もあって優位だと言った。もはや声が物理的な危害を自分や家族に加えられるとは信じなくなった。

さらに，ジャニスはもはや声の正体が祖父母の声だとは思わなくなくなった。かわりに「どこからともなく聞こえてくる声」であると考えるようになった。そして，声は過去の出来事に対する罰だとも思わなくなった。彼女いわく，「10代の頃の出来事のせいで私が罰を受けなければならないいわれはないわ」とのことだった。

その後，治療中期までに得られた進歩は，ジャニスの気分に伴い，揺らぎを見せた。抑うつ状態で不安なとき（脆弱性が高まっているとき）には，自傷を命じる声に抵抗するのが難しいように感じられた。しかし，

彼女の報告によれば，それでもほとんどの場合，声に抵抗し続けているとのことだった。治療前に比べて声についての理解が進んだので，抵抗しやすくなったように感じるとのことだった。

21回目のセッションのあと，ジャニスが再び精神科に入院したことが治療者に伝えられた。主治医の説明によると，うつ状態の改善のために短期間ECTを行うために入院になったとのことだった。その結果，集中力が低下し，意識清明な状態で思考できなくなったため，CTCHの進展は再び妨げられることとなった。また，鎮静効果が強かったために，ジャニスはあまり活動に従事することもできなくなった。ECT治療から充分に回復し，新しい処方に慣れるまで，3週間ほどCTCHを中断することが同意された。CTCHの再開時点で，ジャニスと治療者は治療の終結に同意した。というのも，永く家に帰り，子供の面倒を見られるようになるために，回復することにエネルギーを集中する必要があるであろうということになったからである。

その後，治療終了時までに，それまで以上の進展は報告されなかった。ジャニスは，集中困難を覚えながらも，治療参加への意欲は維持し続けた。ジャニスによれば，治療者との面接は，自分の大変さ，特に不快な声が聞こえる体験について，わかってくれる人と話せるよい機会をもらえたし，とても役に立ったとのことだった。

ジャニスの治療前後の評価を表8.1にまとめた。幻聴との力関係尺度（VPDS）（Birchwood et al., 2000；本書の付録1）と，精神病症状尺度（PSYRATS）（Haddock et al., 1999）の「声のコントロール感尺度」と「声の苦痛尺度」を治療前後で測定した。VPDSでは，声と聞き手との間の威力の違いを，全体および各特徴別に5件法で測定する。PSYRATSは，複数の側面から幻聴および妄想の重症度を測定し，その中には，症状に対する苦痛の量と強度も含まれる。

表8.1を見ると，ジャニスの場合，治療の終結までに，声の威力につ

いての信念に重要な肯定的方向の変化が見られたことがわかる。しかしながらこの変化は，12ヵ月のフォローアップ時点では維持されていなかった。治療後，ジャニスは自分が声よりも強く，自信があり，知識もあり，より優位にあると報告した。そして，声が自分に加えることのできる危害よりも，自分が声に加えることのできる危害の方が大きいと信じていた。にもかかわらず，（アセスメントでは）声の方が威力があると評価した。12ヵ月時点では，自分と声との関係を，威力面でも，強さの面でもより対等であると評価した。しかしながら，声の方がはるかに自信に満ちていて知識もあり，彼女が加える危害よりも，声が彼女に加える危害の方がはるかに大きいと報告した。最後に，1年を通じて，ジャニスは声が極度に苦痛であると評価し，自分には何のコントロールもできないと信じていた。

結論および提案

　治療終結後，治療者は治療評価会議に出席して，治療の総括と提案について以下のように主治医と話し合った。

　治療者としては，ジャニスがCTCHから得た効果はあったことを示す徴候があると見ていた。ジャニスは折に触れて，充分な動機づけと洞察を示し，心理学的視点から自分の問題について考えることができていたからである。彼女は声の威力とコントロールを減らし，苦痛を減らすための適応的な対処戦略も身につけ始めていた。しかしながら，ジャニスの抱える問題が多岐にわたっていたこと，複雑に多様な治療を受けていたことから，短期間の認知療法では（表8.1の結果が示すように）永続する治療効果は得られないと治療者は結論づけた。治療者の意見では，ジャニスと家族を支えるためには，長期の多職種アプローチが必要であった。現在ジャニスが利用しているデイセンターサービスとソーシャ

表 8.1 ジャニスの治療前・治療後の測定結果のまとめ

尺度		治療前	治療後 (6ヵ月フォロー アップ時点)	治療後 (12ヵ月フォロー アップ時点)
威力差[1]	威力	5	4	3
	強さ	5	2	3
	自信	5	2	5
	知識	5	2	5
	危害	5	2	5
	優位性	5	2	5
声に対するコン トロール感[2]		4	4	4
苦痛[2]		4	4	4

[1] 幻聴との力関係尺度（Voice Power Differential Scale：VPDS）
[2] 精神病症状評価尺度（Psychotic Symptom Rating Scales：PSYRATS）
　［訳注：点数が下がるほどコントロール感が高い］

ルサービスに加え，より集中的なサポートサービスが必要であると考えられたため，アサーティブ・アウトリーチの利用が推奨された。さらに，ジャニスとデイブは，ジャニスがなるべく入院しないですむように，自宅にいながら受けられるサポートを増やすことを希望した。

　また，治療者は，ジャニスが将来，生活場面でのエンパワーメントおよび，過去の外傷体験をあらためて振り返り，心の中で整理することを可能にするような長期の心理療法を受けることを推奨した。最後に，ジャニスを地元の聴声者グループに紹介する可能性についても提案された。

第9章

サリー

サリーの背景

　サリーは，中程度の学習困難をもつ27歳の女性である．彼女は児童養護施設に住んでいた12歳のときに最初の声が聞こえたと報告した．サリーの母は統合失調症と診断され，その当時，娘の世話をすることができなかった．しかし，サリーは定期的に母を訪ねた．
　19歳のときに，サリーは自分の見知らぬ男性から性的暴行を受けたと報告した．彼女はこのことで非常に苦しんだが，彼女の支援付き住居のスタッフから適切な支援を受けることができた．24歳のときには，「たくさん泣いた」ことや，脅かされていると感じて人の輪に入れなかったことを思い出した．彼女は，自分自身「統合失調症に罹っている」と述べた．

第1段階：アセスメント

来談時の様子

　サリーは，明快であるが比較的単純に話す好感のもてる若い女性とし

て現れた。彼女の認識理解度は中程度の学習困難の範囲内にあり，コミュニケーションをとるには彼女の必要とするレベルに合わせなくてはならないことを意味した。そういった状況においてもサリーは声を聞く体験について熱心に話し，治療に取り組む動機づけが高かった。また，彼女は読み書きすることができた。

　初期アセスメントの間，サリーは何人かの男性の声が聞こえ，なかでも20代の男性のように聞こえる声がより支配的であると述べた。サリーはまた，時折，見知らぬ乳児の苦しそうな泣き声が聞こえることも報告した。声は（頭の内側からではなく）外側から毎日数回聞こえると言った。声は非常に大きく，内容は不快であり，非常に苦しめられていると彼女は感じていた。彼女がベッドで寝る準備をしていると，支配的な声が，「もしも夜に寝てしまうと，ひどいことが起きるぞ」と言い，「起きていろ」と命令してきた。声はまた，サリーを「おまえは怠け者だ」「おまえは役立たずだ」と非難した。

威力とコントロールについての信念

　幻聴との力関係尺度（VPDS）（Birchwood et al., 2000）によると，サリーは声が全権を握っていると信じていることがわかった。具体的には，威力，自信，知識，において彼女よりずっと強力であると信じていた。声は彼女よりはるかに優位にあり，はるかに強く，彼女が声に危害を加えることより，声が彼女に危害を加えることができると彼女は考えていた。そして声が彼女を尊重するよりも，彼女が声により多くの敬意を払っていると考えていた。サリーは，声は彼女に比べ77％も強力であると評価した。なぜなら，声は「容易にカッとなる」ことができ，「非常に声を荒げることができた」からであった。さらに，声は彼女の心を読むことができ，彼女を怖がらせることを言えたからであった。

　また，彼女は声が生じてもコントロールできず，声を退散させたり，

呼び出すこともまったくできないと考えていた。彼女は声に聞き従うか，テレビを見ることで対処していると述べた。

服従または抵抗についての信念

サリーは，睡眠をとりたいときでさえも，反抗すると危害を加えられるか怒鳴られるのを恐れて「起きている」命令に常に従っていると言った。彼女は「誰かが怒って」自分を具合い悪くさせるかもしれないので，声に応じる方が得なのだと報告した。声から命令されると，サリーは惨めで心配な気持ちになり，恐怖を感じると述べた。声に応じると安心はするものの，非常に疲れた。また，命令の頻度は変わらなかった。

過去に，サリーは「家から出て歩きなさい」という命令に従ったと報告した。しかし，彼女は自分や他人に危害を加えることは間違っていると考えていたので，そういった命令には100％従わないという確信をもっていた。

記録から，サリーが5年前にナイフで知人を襲うという，彼女らしからぬ行動を示したことがわかっていた。しかし，この事件は命令してきた声に反応したからなのかどうかは不明であった。

アセスメント段階で，サリーは「命令と関連した苦痛のレベルは非常に高く」「命令に従って行動するリスクはやや低い」と評定された。

声の正体についての信念

支配的な声は，黒い短髪で背の高い20代の男性で常に黒いスーツを着ている，とサリーは述べた。彼女は，自分と彼は親しい間柄ではなく，彼に会うのが怖いと話した。

加えて，彼女は他の声の正体について確信できなかった。しかし，彼女は頭の（内側からではなく）外側から声が聞こえていたので，それらは本物の人間であるに違いないと考えていた。

声の意味についての信念

サリーは，なぜこういった声が聞こえてくるのかまったく理解できないと報告した。彼女は声が何らかの方法で彼女を非難したがっていると考えたが，その理由はわからなかった。

ターゲット行動

介入の標的とする主たる服従行動は，支配的な声の命令に反応し，夜中に起き続ける強迫行動とした。この命令は比較的無害に見られるものの，声の命令の性質が変わってしまった場合，より深刻な命令に従ってしまうのではないかというサリーへの懸念があった。

第2段階：介　入

関係構築

サリーはきちんと治療に取り組み，大部分のセッションの間，動機づけが高かった。しかし彼女の語彙はかなり簡素で，考えは具体的だった。したがって，治療者はサリーの理解を絶えず確認しなければならなかった。そして，必要に応じて言葉や文を言い直した。セッション全体を通じて，治療者はサリーの理解レベルを考慮に入れた。そのため，多種多様な概念を導入していくのではなく，鍵となるテーマに限定して何度も繰り返していった。

声のコントロールについての信念への挑戦

治療者に支えられて，サリーは徐々に，声に対処するさまざまな対処法を身につけ，声に対するコントロールを増していった。日中，サリーは声を聞くことが減り，幸せを感じるようになったことを報告した。治療者はこうしたことがどうして生じたかを以下のように簡単に説明した。

「サリーが忙しく他のこと（例えば，家事，大学に通う，またはテレビを見る）をしていると，声から注意を逸らして集中することができたので，あまり声を聞かずにすんだ」。サリーは，声に気をとられない方法として，忙しくし続けるよう勧められた。さらに，彼女が就寝時に声を聞かずにいられる方法について探られた。サリーにとって，以下の方法が有効であるとわかった。自分のステレオでリラックスできる音楽を聴くこと；日記に自分の考えを書くこと；温かいミルクチョコレートを飲むこと；信頼できる人（例：スタッフの誰か）と話すこと；静かに読書すること；そして，タバコ，紅茶やコーヒーなどの刺激物を夕方からは避けること。

声をコントロールする方法として，他の方法も提案された。つまり，直接声に対決することである。サリーはあまり主張するタイプではなかったので，最初はそれを難しいと感じていた。しかし練習を重ね，時にはきっぱりとした口調で「話すのを止めて」もしくは「静かにして」と告げることにより，彼女は声に立ち向かうことを学んだ。そうしたければ，（ひとりのときは）声に出して，（誰かが周囲にいるときは）心の中で言うよう勧められた。

命令幻聴への服従または抵抗についての信念の検討

服従または抵抗についての信念に挑戦するための最初のステップは，声の信頼性に疑いを投げかけることであった。声が信頼できないものと示すことができれば，サリーが以前信じていたほど声に威力はなく従うに値しない，と治療者は後で主張することができるだろう。

治療前，サリーは声が言ったことほとんどすべてを疑うことなく信じていた。彼女は非常に苦痛を感じ，命令に服従するに至っていた。治療の中で，サリーは声が言ったことが真実かどうか疑うよう勧められた。例えば，サリーは「お前の兄は役立たずだ」と声が言うことで悩んでい

た。治療者は，この言葉を支持する，あるいは支持しない証拠を調べるようサリーに働きかけた。サリーは，兄は親切であり，働き者で，子供たちのよき父であると言った。彼が「役立たず」であることを示す証拠は何もなかった。彼女は，彼女の兄がよい人間であると考えたので，声が嘘をついたと結論づけた。

別の例で，「サリーは無能だ」と声がしばしば話しかけてくると報告した。サリーは，自分自身に尋ねてみることを勧められた。「私は，本当に無能なのか？」。彼女は多くの長所を確認することができた。例えば，大学に通い，友人を助け，料理することもでき，家事仕事をこなすというようなことだった。そして，彼女が無能だということはなく，多くのことができると結論づけた。

治療者は声が何かを言うからといって，それが真実であるとか，サリーが信じなければならないとか，同意しなければならないわけではないことを示すために，上述した例を使用した。治療が進行するにつれ，サリーは声を疑うことや彼女自身の視点で主張することが上手になった。そして，彼女の視点はしばしば声の視点と食い違った。サリーはまた，声が嘘をついたときに対処できるよう以下のような別の方法を学んだ。(1) 声に対し「それは本当じゃない！」もしくは「それは嘘だ！」と（口に出すか心の中で）きっぱりと言うこと，(2) 声の言うことを気に留めないこと，そして (3) 声について彼女の母や信頼のおけるスタッフと話すこと。

段階的に，サリーは声の信頼性を疑い始めた。彼女は声がしばしば嘘をつき，必ずしも信用できるものではないと結論づけた。さらに声の内容の真実性について疑い始めるにつれ，彼女は声によって動揺しなくなった。そして，声が言ったことを無視することがさらに楽になった。

次のステップは，サリーが声に従わないと危害を加えられる，という信念に挑戦することであった。

- 声が言った内容と声の大きさが，時々サリーを悩ませると認められた。それでもなお，言葉だけでは彼女を**物理的**に傷つけることができないことが強調された。サリーは，声がもっともらしく，攻撃的に言ったからといって，声に彼女を傷つける力があることを意味するわけではない，と結論づけた。

- 声は言ったことを実現するためにサリーをあてにしていると考えられることが示された。治療者は，サリーが行動**しない**ことを選択したときにどうなったかを探った。例えば，サリーは毎朝きれいに洗濯するのが好きだった。時々，声は「おまえは怠け者だ。もっと洗濯すべきだ」と言うことがあった。もし声が夜にそのようなことを言ったとしても，サリーは注意を払わずに，していたことを続けた。あるいは，彼女はきっぱりとこう言ったこともあった。「私は怠け者じゃない，私はしっかりと洗っている！」と。サリーは命令を無視したり，自分を擁護するような行動をとったりしても，何も起こらなかったと実感し始めた。その上，声が夜中に何度もサリーに対し「起きていろ」と命令したにもかかわらず，彼女はいつも最後には寝てしまったが，その結果，彼女に危害が及んだことはなかった。声は言ったことをサリーがしてくれるのをあてにしているので，声が言うような行動をサリーが選択しなかった場合には，声は彼女を従わせることができないと結論づけられた。実質的に，声に行動する力はなく，できることは話すことのみだったのである。

- サリーはまた，彼女が声に従っても声は止まらないことに気づき始めた。彼女は，声が言うようにするより，むしろ自分がしたいことをする方がよいと結論づけた。

徐々に，サリーは声の命令に抵抗したとしても，声が彼女に危害を加えるという心配が無用であることがわかった。したがって，彼女は従っ

たり抵抗したりする選択がさらに可能であると感じた。例えば，ティータイムに「もっと食べなさい」という命令に応じるのは幸せなことであるが，あまりに早い時間と感じた場合は「起きろ」という命令には抵抗すると彼女は決断した。

声の威力とコントロールについての信念の検討

前に述べられたさまざまな対処戦略を試すことにより，サリーは声をさらにコントロールできると信じ始めた。このことが，彼女には声と同程度の多くの威力があるという，新たな信念を支えるための根拠として使用された。

さらに，声の信頼性に挑戦することによって，サリーは声が言ったことが真実なのか疑い始めた。そして，それによって声にできるだけ注目しないようにすることがより簡単になり，さらにコントロールできる感覚や自分でやっていけそうな自信をもった。

声に従わない場合に危害を加えられる，という信念に挑戦することは，サリーが以前考えていたほど声に威力はなく，考えていたよりもずっと自分は強いという視点をさらに推し進めるものだった。声が言ったように行動すべきかどうかを選択できるようになったことから，サリーは徐々に自分が声をコントロールできるようになってきたことを信じるようになった。

声の意味についての信念の検討

治療前，サリーはなぜ声が聞こえるのかまったく理解できなかった。しかし，声は何らかの方法で彼女をいじめたいと考えている，と彼女は信じていた。治療中，ストレス／脆弱性モデルが，彼女の精神的健康上の問題がひどくなったことに対する，ひとつの説明として提供された。このモデルは，人によって精神病体験や他の身体的・精神的症状を呈し

やすいかどうかの素因に違いがあり，多数あるいは少数のストレスフルな出来事の経験がきっかけとなって症状が引き起こされる，ということを提唱するものである。

ここでも簡単な言葉が使われた。「人によっては，生きていくなかで困ったことばかり重なると声が聞こえます。人によっては，物事が手に負えなくなったり，とても驚くことが起きたりすると声が聞こえ始めるのです」

彼女の精神的健康上の問題点が顕在化するのに寄与したと考えられる脆弱因子として，（高い遺伝負因を含む）統合失調症と診断された母と共に成長し，結果として，断続的に児童養護施設に留まらなければならなかったことが挙げられた。さらに，青年期に性的暴行を受けたことは，その後の精神的健康上の問題の引き金となった可能性があった。

治療の終わりまでに，サリーは彼女の人生には多くの困難があったこと，および統合失調症であったことによって声が聞こえるようになった，と報告した。

声の正体についての信念の検討

治療以前，サリーは頭の（内部ではなく）外側から声が聞こえると考えていた。声の正体が不確かであったにもかかわらず，彼女は支配的な声がどのように見え，どのように聞こえるかについて述べた（上記アセスメントの節参照）。

治療中，声が本当の人々のものであるのかどうかを探るために，ソクラテス的対話が用いられた。若い男性を除き，サリーは声の主をこれまで見たことはないと報告した。彼女は他の人が同じ部屋にいるときでさえも，彼やその他の声が話すのが聞こえているのは自分だけであることに気づいた。「針がとんだ」レコードのように，彼女はすべての声がしばしば同じことを繰り返すことに気づいた。さらに，彼女が恐れていたに

もかかわらず，声が彼女を物理的に傷つけたことは一度もなかった。こういったことを用いて，声の出所に疑いを投げかけた。

　治療者は，声を聞くというサリーの体験に対し，誤帰属された内的言語または自動思考という代替的説明を提案した（Nelson, 1997: 184-187 参照）。簡単な言葉を用い，治療者は脳が時にはどのような間違いをしでかし，騙されるかについて説明した。彼女自身の経験から例を挙げ，脳が視覚や聴覚による情報をいかに誤解しうるかを話した。この話は，サリーがポップスターであるマドンナを見たと確信した出来事について話をする気にさせた。彼女は，そのポップスターに似た誰かを見たという間違いであったとすぐに理解した。

　サリーは，声は自分以外の人々から聞こえるというよりもむしろ，自分の脳によって引き起こされている病気（統合失調症）の一部である可能性があると考え始めた。最後の面接では，サリーは「声は現実の人々だとは思わない。むしろ自分の頭の中から生じたものだと思う」と報告した。

治療で扱われた他の問題

- サリーの精神的健康のために現在のストレッサーの影響を最小限にするという観点からストレス対処法が紹介された。戦略に含まれたものは，「睡眠をよくとること（夜8時以降は刺激物をとらない，例えば紅茶やコーヒーを飲まない，タバコを吸わない）」「スタッフや大学の先生に問題や心配事を話すこと」「処方通りに薬を飲むこと」であった。助けを求めることや他者の援助を受けることに加えて，サリー自身のストレス対処法が強調された。
- サリーは2，3回「ビジョン」を見たが現実ではなかったと説明した。例えば，サリーは自分に向かってくるバスを見たと思ったが，もう

一度見てみるとバスはそこにいなかった。治療中，これらの体験の代替となる説明が探索された。それらを恐ろしいことではなく，脳によって引き起こされた体験として受け入れ始めることで，悩まされる感覚も減り始めた。強調されたことは，多くの人々が「声」を聞いたりビジョンを見たりするが，それでもうまく人生を送っていくということだった。

- ある面接で，サリーは青年期後期の意に反した性的出来事についての話をした。彼女によると，スタッフはとても支持的で，将来の事故を防ぐためのアドバイスをもらったという（例えば，「いやだ」と言うこと，見知らぬ人の車に乗らないこと，もし恐れを感じたら逃げ出すこと）。しかしながら，さらに話し合いをすると，サリーは，恋愛関係におけるものというよりも，むしろ意に反する同意のない性交渉だけを性交渉とみなしているようだということがわかった。治療者は，適切な援助がなければサリーは潜在的に脆弱であるという心配を感じた。性や社会的関係性についてさらに学べるようなプログラムを治療後に受けることが勧められた。

- 治療中，サリーは声に立ち向かい，自分自身の意見や選択について主張するよう促された。これは時宜にかなったもののようだった。サリーの独立心が育っている徴候が全般的に表れてきており，それはスタッフへの迎合を減らしたり自分自身の意見をもっとはっきりと表現したりすることに表れていた。例えば，共同住居ではなくひとり暮らしする可能性を語り始めた。彼女はそのプランに対して熱心であり，スタッフは彼女に料理や予算の立て方といった必要なスキルを教える計画に同意した。サリーは若い女性だったとはいえ，情緒的にも認知的にも思春期にあるような感じだった。

- 治療の半ば頃から，サリーは現在の仕事に幸せを感じず退屈なので，もっと挑戦的な仕事に移る準備ができたと言い始めた。サリーは未

知の人々と出会い，新しいことを学びたいと言った。治療者は彼女のキーワーカーと，このことについて話し合うことに同意した。その結果，サリーがガーデニングを学ぶため，それにふさわしい大学に出席するよう調整がなされ，資格を取れたらこの分野で仕事をするという見通しがもたれた。強調されたことは，声が聞こえなくならなくともサリーは人生をうまくやっていくことができ，新しいスキルを身につけることができるということだった。

- 自己主張に関する問題が探索された。気づいたのは，声に対するサリーの服従的で迎合的な役割は，サリーのより全般的な人間関係での立場を反映しているということだった。治療後のさらなる自己主張訓練が勧められた。
- サリーのキーワーカーは，できるだけサリーを支援することに熱心だった。そこで，サリーの許可を得て，治療者とキーワーカーが3度会い，治療の進展具合と，治療中と治療後にどのような方法で治療効果が得られそうかについて話し合われた。治療者はできるだけ守秘義務を保つことに気をつけていた。
- 治療の終わり頃には，サリーは声が2，3週間，聞こえていないと報告した。これはその時期サリーが精神的に気分よく過ごしていたからだと考えられた。彼女は新しい大学の授業や未知の人々と会うことを楽しんでいた。サリーは声のあるなしにかかわらず人生を前向きに進んでいくように励まされた。
- 治療者とサリーの取り組みのまとめ用紙が振り返られ，最後の2，3回の面接で修正された。サリーは声に出してその用紙を読み上げることに同意し，彼女がそれぞれの部分を理解し同意しているかどうかが確認された。いくつかの言葉は，簡潔にされた。

結　果

　治療終了の頃には，サリーは，声の聞こえる頻度は減り（だいたい週に1，2回），さまざまな対処戦略を使って声に対処することがうまくなったと報告した。彼女は今では，声に立ち向かうことができるので，声よりも少し威力があると考えていた。しかしながら，声のものの言い方と彼女の自信のなさのために，「声は彼女よりも強いし自信がある」と評価した。

　声は大きな声でひどいことを言うことで，今でも彼女を動揺させるが，声が彼女に物理的な危害を加える恐れはないとサリーは考えるようになった。彼女が実感し始めたのは，声の言うことを必ずしも信じる必要はなく，命令に従うか抵抗するか選択できるということだった。彼女は「声に従うのは同意できるときだけであり，自傷や他害の命令には従わないと強く確信している」と報告した。

　サリーは，「声は現実の人間ではなく，病気の一部である」と述べた。彼女は今では「声は外部の力によるものというよりも自分の頭の中から生じている」と考えていた。

　最後に，サリーは不快な声が聞こえても人生をなんとかやっていくことを学んでいるようであった。「今のところうまくいっている。大学に通い，未知の人と出会い，新しいことを学んでいる」と言っていた。

　治療前後のサリーの評価を表9.1にまとめた。幻聴との力関係尺度（VPDS）（Birchwood et al., 2000），および精神病症状評価尺度（PSYRATS）（Haddock et al., 1999）の「声のコントロール感尺度」と「声の苦痛尺度」を治療前後で測定した。VPDSでは，声と聴声者との間の威力の格差を，全体および各特徴別に5件法で測定する。PSYRATSは，複数の側面から幻聴および妄想の重症度を測定し，その中には，症

状に対する苦痛の量と強度も含まれる。

　表9.1を見ると，サリーの場合，治療の終結までに，声の威力についての信念に，重要な肯定的方向の変化が見られたことがわかる。しかしながらこの変化は，12ヵ月のフォローアップ時点では維持されていなかった。治療後，サリーは自分が声よりも威力があり，自信があり，知識もあり，かなり強くて，より優位だと報告した。そして，声と自分の危害を加える力は同じくらいだと信じていた。しかしながら，12ヵ月時点では，声が彼女よりも，威力があり，かなり強く，自信もあり，知識もあり，優位で，彼女が加える危害よりも，声が彼女に加える危害の方がはるかに大きいと評価した。さらに言えば，声の苦痛度は，治療前と治療後はとても苦痛であり，12ヵ月フォローアップでは極度に苦痛であるとサリーは評価した。結局，サリーの声のコントロール感に関する信念に変化は見られなかった。彼女は1年を通して声をコントロールできないという信念をもち続けたのであった。

結　　論

　サリーは治療を「面白かったし役立った」と報告した。彼女は声に関して誰かと話すことはよかったし，治療者と離れることが寂しいと言った。治療者から見ると，サリーは声に関して話すことや，適応的な対処戦略を学ぶことで利益を得ており，概して彼女には自信や自己主張的な面が見られるようになった。それに加えて，大学に出席することにより，独立心が強まり，学習が進むことで，サリーのさらなる成長の余地が与えられた。

　命令幻聴への認知療法は，サリーの発達段階ととてもうまくかみ合ったように思われた。彼女は声に立ち向かい，声の言うことに疑問をもち，自分自身の意見を表現するよう励まされた（これは声への挑戦とも言え

表9.1　サリーの治療前・治療後の測定結果のまとめ

尺度		治療前	治療後 (6ヵ月フォロー アップ時点)	治療後 (12ヵ月フォロー アップ時点)
威力差[1]	威力	5	1	4
	強さ	5	1	5
	自信	5	1	5
	知識	5	1	5
	危害	5	3	5
	優位性	5	1	5
声に対するコントロール感[2]		4	4	4
苦痛[2]		3	3	4

[1] 幻聴との力関係尺度（Voice Power Differential Scale：VPDS）
[2] 精神病症状評価尺度（Psychotic Symptom Rating Scales：PSYRATS）
　［訳注：点数が下がるほどコントロール感が高い］

る）。これは青年が重要な大人たちからの独立を主張し始めるやり方とかなり似かよっていた。

　しかしながら，12ヵ月フォローアップでは治療効果の維持が見られなかった。以下の提案に注目し，彼女の進展を検討するだけでなく，追加面接を行い，対処戦略や治療で学んだ重要なポイントを強化することが役に立ったかもしれない。

提　案

　治療の最後には，彼女をサポートするスタッフに向け，以下のような提案がなされた。

- 彼女に学習障害があるとしても，スタッフはサリーがもっと自己主張的になり独立心をもてるように，できるだけ彼女に選択権を与え，

適切な責任をもたせることが勧められた。また，自己主張トレーニングも勧められた。
- 独立心を高めるといっても，スタッフはサリーの人間関係における脆弱性と経験のなさを意識してバランスをとることが必要である。適切な援助なしではサリーのもっている意に反する性的出来事への潜在的な脆弱性が続くであろうと思われた。個別性のある教育プログラム，つまり彼女の学習の困難さに配慮し，社会性や性的関係に焦点を当てたプログラムを早急に用意することが推奨された。
- キーワーカーは，治療の内容を強化するためにサリーと一緒にまとめの用紙を定期的に振り返ることが勧められた。

第10章

ケビン

ケビンの背景

　ケビンは18歳の男性で，母親およびそのパートナーと一緒に暮らしている。ケビンは10代の早期に，初めて児童精神保健サービスにやってきた。急性不安と強迫性障害（OCD）（具体的には，手洗い強迫があった）と診断された。2，3年後，ケビンはOCD症状と「声が聞こえる」ことから地方の精神科病院の思春期病棟に入院した。彼が言うには，声がそうするように言うので手を洗っているとのことだった。ケビンは厳しい子供時代について話した。とても幼い頃に，父親が怒りを爆発させては，物をめちゃくちゃに投げつけているのを目の当たりにしたという。ケビンが4歳のときには，父親は家を出て，その後2，3回しか会っていない。ケビンは概ね母親と母方祖母によって育てられた。その頃は家庭ではたったひとりの男性として成長するのが大変だったと言った。それに加えて，ケビンは学校で読み書きに困難があったと話した。彼は11歳から15歳まで学校でいつもいじめられており，その後特別支援学校に移った。最後に，ケビンの祖母は，ケビンが最後に入院している間に病気になり亡くなったと話した。祖母とは子供時代を通じてとても親密だったので，

彼はかなり動揺したという。

第1段階：アセスメント

　最初のアセスメント時，ケビンは2つの声を聞いており（ひとつは男性，もうひとつは女性），男性の声がとても優勢だと報告した。1日に何度か声が聞こえるが，たいていは夜に聞こえることが多いと言った。彼は声が頭の外（耳を通して）と，頭の中の両方からやってくると信じていた。声はかなり大声で（彼自身の声よりも大きい），ひどい苦痛を感じるような不快で否定的な内容だった（例えば，声は「おまえは醜い」「おまえの母親は悪魔だ」と言ったり，彼を罵ったりした）。さらに，声は自傷他害の命令をした（例えば，「手首を切れ」「あの人を殴れ」と彼に言った）。また，声は彼が物を投げたり手を洗ったりするように頻繁に言ってきた。ケビンはほとんど常に声のことが怖くて心配だと話した。

威力とコントロールについての信念

　幻聴との力関係尺度（VPDS）（Birchwood et al., 2000；本書付録1参照）によると，ケビンは，声が自分よりも強い威力をもち，自信に満ちていること，より強靭で彼が声に危害を加える力よりも声が彼に危害を加える力の方が勝ると信じていた。しかしながら，彼は自分の方が声よりも優位であると評価しており，自分と声が同じぐらいの知識をもち，同じぐらい互いに尊重し合っていると信じていた。

　ケビンは，（信憑性のある，次第に声高になる）声の話し方や，声が彼の心を読めることから，支配的な声が自分よりも強い威力をもつことを信じていた。

　ケビンは声が生じたらそれをコントロールすることはまったくできないし，声を消したり生じさせたりすることもまったくできないと信じて

いた。しかしながら，時々，読書したり絵を描いたり，音楽を聴いたりしているときは声の調子が弱まるように思えると彼は報告した。

服従または抵抗についての信念

ケビンは，声に応じて3，4回，（母親を含めて）人を殴ったことがあると話した。彼はまた，10代の頃に一度，自分の手首を切るように言う命令に部分的に従い，切りはしなかったがナイフを自分の手首にあてがったことがあると話した。物を投げるように言う命令に部分的に従い，投げはしなかったが物を持ち上げたことも報告した。さらに彼は，起きている時間の50％は「手を洗え」という命令に従っていると話した。というのも，もし自分が命令にそむけば，自分や母親に何らかの危害が加わる，あるいは誰かが死ぬのではないかと信じていたからである。

ケビンの話によれば，服従後，声はたいてい和らぐのだが，時に彼のことを笑うのだった。抵抗すれば声はさらに激しくなり，さらに怖い思いをすることになった。治療前，ケビンは自分や他者を傷つけるように言う深刻な命令に従って行動することを70％確信していた。

アセスメントの時点で，ケビンは「自分や他者を傷つけるような声の命令に従って行動するリスクが高い」「命令に関する強い苦痛を報告している」と評価された。

声の正体と意味についての信念

ケビンは，声が聞こえるのは学校でずっといじめられていたからだということを80％確信していた。さらに，この独特な声が聞こえる理由について何も心当たりがないのに，アクセントの感じから，女性の声は母親のようだと信じていた。

ターゲット行動

介入のターゲットとなる主な服従行動は，自傷他害や手洗いを求める命令に従って行動することであった。

第2段階：介　入

治療のときの様子と関係構築

ケビンは，同年代の友人をほとんどもっておらず，社交の機会は母親とそのパートナーにほぼ限られていると報告した。彼は臆病でかなり未熟で孤独な若者のようだった。

初回のセッションで，治療者は最初にケビンに会い，治療目的の説明と質問に答えるためにセッションの最後に彼の母親とそのパートナーに会うことについて彼の承諾を得た。ケビンには，治療者の支援のもと，自分の問題に対処することについて徐々に責任を取るよう勧めていくことを強調した。このセッションの終了時には，ケビンは治療への参加に熱心な様子を見せていた。また，彼の世話人たちは彼が毎週治療に来ることを喜んで応援しているように見えた。

2回目のセッションで，ケビンは声が「全部悪い方に進むぞ」「彼女（治療者）に会うなんてまったく無駄なことだ。彼女には何もできないんだから」などと治療を批判することがあったと報告した。ケビンはその声に初めは失望したが，声よりは希望的に感じているということを報告した。さらなる話し合いにより，彼自身，声に立ち向かうことにおびえながらも，たびたび声とけんかしていることが明らかになった。治療者はケビンが率直に話してくれたことを褒め，ネガティブな声が聞こえたとしても「治療をやってみてください」と励ました。

治療終結まで，ケビンは治療への取り組みに対する動機づけをうまく保った。彼は確実に来所し，自分の体験についてとても熱心に話し，宿

題をきっちりこなした。

声のコントロールについての信念への挑戦

　治療の間，声に関するケビンの苦痛を軽減すると思われるたくさんの対処戦略が見いだされた。気そらし法としては，彼が信頼する誰かと話したり一緒にいたりすること，本を（小さな声で）朗読すること，リラックスする音楽を聴くこと，コンピューターゲームをすること，デッサンや彩色画を描くこと，散歩に行くこと，いつも何かに専心していることなどが含まれた。

　声の聞き手の中には，声に注意を向けることで声の頻度が下がる人がいることがわかっている（Nelson, 1997）。設定した時間に声に注意を向けるようにする，といった一種の技法が提案された。ケビンは，「ちょっと今は，君の話を聞くことができない。2時に戻って来るからそのとき聞くよ」といった類のことを言うようにした。ケビンは設定時間には，声にどう対処するかを決めた。例えば，できるだけリラックスした状態を保ち，応答せずに声に耳を傾けたり，一語一語言われたことを繰り返したり，彼らが言うことに質問することにより声に挑んだりすることができた。彼はその他にも，声に「止まれ」もしくは「ほっといてくれ」ときっぱりとした口調で言うことを選択することができた。

　さらに，声が聞こえるとケビンはたいてい強い不安を感じることに気づいた。その結果，リラクセーションテープの使用や呼吸法エクササイズ，問題解決法といった不安を処理する戦略が勧められた。

　対処戦略を頻繁に用いれば用いるほど，ケビンは声が静かになり始めることに気づいた。

命令幻聴への服従または抵抗についての信念の検討

　治療前，ケビンは声の命令に従わなければならないと信じていた。な

ぜなら，もし自分が抵抗すれば，声は自分や自分が心配する誰かに危害を加えるのではないかと恐れていたからである。治療の中で，この信念については次のようにして挑んだ。

- ナイフや銃弾のように何か物理的なものでなければ，物理的な身体を傷つけられないということを提示した。ケビンは次第に，「声は物理的な存在ではないので，自分を物理的に傷つけることはまったくできない」という信念を築き始めた。
- 声は，ケビンが声の指示通り行うことをあてにしているように見えた。治療者はケビンが指示通り行動**しない**ことを選んだときに何が起こるかを探求した。ケビンは，自分にも家族にも何ら危害が加わることなく，何度も声の命令に抵抗した経験があることに気づき始めた。彼は，「声が自分を物理的に服従させることはできない。また，声には自分自身で行動する力がない」という結論に至った。
- ケビンが怖くなるのは，声が使っている言葉や大声や攻撃的な口調であることが認識された。しかし，口調は怖くても言葉だけでは**物理的に**彼を傷つけることはできないということが強調された。
- さらに，当初のケビンは，何度も繰り返し言われるので声に従わなければならないと信じていた。声はしばしばすでに言った言葉を繰り返す傾向があった（例えば，手を洗うようケビンに繰り返し言うなど）。これらの音は針のとんだレコードのように彼の脳の一部に張り付いた記憶の断片であり，その言葉がぐるぐる聞こえ続けているのではないかということが示唆された。

ケビンは，声が繰り返し攻撃的にうるさく言うだけでは，それが本当あるいは正しいということにはならないし，声に従わなければならないわけではない，という結論に至った。さらに，声がケビンに何かをする

よう言うだけで，彼がそうしなければならないとか声が彼に行動させる威力をもつということにはならないため，彼は従うか否かを選択することができる，という結論に至った。

　ソクラテス的対話を通して，特に彼自身や他者に深刻な結果をもたらす命令に従って行動することの長所と短所を検討した。従うことの短所には，自分や他者を傷つけること，警察の世話になるトラブルに発展する危険性，非常に強い苦痛を感じることなどが含まれた。そのうえケビンは，時々，自分が従った後でさえも声が続いたこと，また，次に何かに対して自分が不安や怒りを感じたときには声が再開するので，声が止まっている時間はほんの短時間であることに気づいた。

　抵抗することの長所には，トラブルに発展する危険性も自分を危険な状態にする危険性もないこと，行動しないことを選択できるのでコントロール感をより強く実感できること，ケビンにも重要な他者にもなんら物理的な危害が及ばないことなどが含まれた。ケビンは，声の命令に抵抗すると多くの場合，最初は不安を感じるがその不安は徐々に和らぐこと，特に何らかの方法で気そらししたり，呼吸法やリラクセーションのエクササイズを試したりするときは不安が和らぎやすいことに気づいた。彼は，声の命令に抵抗する長所の方が，声に従う長所よりも多いという結論に至った。

　ケビンは徐々に，声の命令に抵抗しても声が自分に危害を加えるのではないかという恐れをほとんど感じなくなっていった。その結果，服従するときも抵抗するときも，自分が選択できるという自信を強めた。例えば，彼はトイレに行ったり汚いものを触ったりした後は，一度だけ手を洗うことを許し，それ以上はしないことに決めた。しかし，自分や他の人を傷つけさせたり物を投げさせたりするような命令にはどんな命令でも抵抗することに決めた。ケビンは，以前思っていたほどの威力を声がもっておらず，かつて信じていた以上に自分が威力をもっている，と

いう結論に至った。そのため彼は，声と自分との関係をより対等なものとして捉え始めた。

声の威力とコントロールについての信念の検討

前述のさまざまな対処戦略を試みることにより，ケビンは，自分がもっと声をコントロールできると考え始めた。このことは，彼が声と対等の威力をもっているという新たな信念を支持する根拠として用いられた。

声がケビンに自分や他者を傷つけさせることができるという信念への挑戦により，声は彼が以前思っていたほどの威力をもたず，かつて信じていた以上に自分は威力をもっているという見解をさらに支持することができた。

ケビンは，自分がより多くの威力をもっていると考え始めた。なぜなら，彼は声が言うことに同意するかどうか，また信じるかどうかを決定することができ，声が言う通りに行動するかどうかを決定することができたからである。

治療の開始時，ケビンは声が祖母の死をもたらしたのかもしれないという考えを示した。彼は，声が祖母に大量のタバコを吸わせ，彼女の癌を進行させたのかもしれないと考えていた。治療では，ケビンは，声に祖母の死に対する責任を負わせることによって，声に威力があることを信じていたので，この信念に挑んだ。祖母は喫煙することを選んだわけだが，それは喫煙が身体的健康に与える危険性を認識していなかったからかもしれないという可能性について検討するため，細心の注意と配慮をもってソクラテス的対話が用いられた。治療の終結時には，ケビンは祖母の死が声によって引き起こされたものではないということを確信した。

治療の終結が近づいた頃，ケビンは声の命令に応じて，深夜に寝室の窓から外に出るという行動をとったことを報告した。彼はその後，建物

に入ろうとしているところを地元の警察に捕らえられ、口頭による警告を受けたと話した。命令通りに行動することの長所と短所や、その代わりにとることができた行動を含めてこの出来事を検討した。行動を起こすかどうかの選択に関するケビンの責任を強調した。ケビンの行動は、部分的には、反抗的な若い成人の試みとして、また、彼の独立を主張する試みとして説明できたかもしれないという仮説が立てられた。

声の正体についての信念の検討

治療の間、ケビンは昔通っていた学校のいじめっ子たちの声が聞こえると報告した。治療者は、この体験について他に考えられる説明、すなわち、過去のそのいじめっ子たちの声の**記憶**だとする考え方を提示した。ストレスがかかっているとき、ケビンの脳内の声を識別する部位が自動的に誤って作動し、いじめっ子たちの声に**よく似た**声をケビンに聞かせているのかもしれない、という説明を行った。Nelson（1997: 187）によれば、より馴染みのある声や、その人にとって重要な特定の人物の声が誤って活性化されやすい。ケビンの場合、彼が動揺したり、憤慨したりするときはいつもそのいじめっ子たちのことが思い出され、彼の頭の中にこのような独特な声が生じる引き金になっているようであった。

さらに、ストレスがかかると、いじめっ子たちのイメージが実にリアルに引き起こされることがあった。その結果、ケビンはいじめっ子の何人かが近所に住み続けていると信じていた。そのイメージの詳細について話してくれるよう彼に求めたところ、彼はそのイメージの中の少年は13〜14歳で制服を着ており、まさにケビンが中学生のときに見たいじめっ子たちにそっくりであると言った。しかし、よく考えると、現在彼らは18〜19歳になっており、おそらく服装も異なっているはずだった。このことは、そのイメージが過去のいじめっ子たちの鮮明な**記憶**であって、たった今存在する人物のものではないということを示唆する根拠に

用いられた。

　さらにケビンは，そのいじめっ子たちが自分を殴ったり蹴ったりしているイメージがあり，時々，それはまるでたった今この瞬間に起こっているかのように感じられるのだと報告した。しかしながら，その後新しいあざの形跡はまったくなかった。そのことからケビンが過去のいやな出来事を追体験していることが示唆された。徐々にケビンは，いじめっ子たちの声やイメージが過去の記憶であり，今ここに実在する人物ではないということを確信するようになった。

　治療前，ケビンは女性の声が母親の声にいくらか似ていると思っていた。この説明としては，脳における声の認識中枢の誤作動による説を再び提示した。

声の意味についての信念の検討

　治療前のケビンは，声が昔通っていた学校でのいじめっ子たちと関係していると信じていた。声が聞こえることや極度の不安など，ケビンの精神的健康をおびやかす問題がなぜ生じてきたのかを説明するものとして，ストレス／脆弱性モデルの説明が行われた。このモデルは，人によって精神病的体験や他の身体的・精神的症状を呈しやすいかどうかの素因に違いがあり，それらの症状は多数または少数のストレスフルイベントの経験がきっかけとなって引き起こされるということを提唱するものである。

　ケビンに精神的問題を生じさせたる引き金になったと考えられる要因としては，幼い頃に父親の怒りを目のあたりにしたこと，3歳の頃から男性役割モデルの存在がなかったこと，父親が家庭を去ったことへの部分的な自責，学校で読み書きがうまくできなかったこと，中学校での4年間を通して常にいじめられたことから，外傷的な出来事の記憶が想起されること，父親の不在や最近の祖母の死去のように重要な他者の喪失

に対処していることなど，多数の要因が挙げられた。

　ケビンに苦痛な声が聞こえるのは，彼の人生において積み重なったストレスの結果であるという結論が下された。他者の助けや支援を得ながら，自分の問題にうまく対処したり自分の強さを高めたりするための彼の現在の能力が強調された。

治療で扱われた他の問題

死　別

　治療のなかで，ケビンはまだ，最近祖母を亡くしたことと折り合いをつけようとしていることが明らかになった。彼は，祖母が病気になって亡くなったとき，自分が精神的に具合を悪くしていたこと，彼女の葬儀に出席することができなかったことを思い起こした。また彼は，家から少し離れたところにある祖母の墓参りに行ったことがなかった。ケビンは祖母に別れの手紙を書くことに同意した。後日彼は，その手紙を，泣きながらではあったが，楽しんで書いたことを報告した。ケビンには，祖母の死にまつわる気持ちを表現したり，ふたりが一緒に過ごした楽しい時間を思い出したりするよう勧めた。

父親との関係

　父親がケビンをおいて出て行ってしまったことについての振り返りが行われた。子供だったケビンは，父親が出ていったのも，その後に定期的に訪ねてきてくれなかったのも，自分のせいだと考えた。だが，今や大人になってみると，その出来事に対して他の説明をつけることもでき，親の責任だと考えることができた。ケビンは，子供時代のほとんどを父親なしで過ごさなければならなかったことについて，悲しみと怒りを感じると語った。腹が立つと物を投げるというケビンのくせは，父親から

学習したものかもしれないという仮説が立てられた。

性的志向
ケビンは自分の性的志向について確信がもてないと述べたが，彼のホモセクシュアリティに関する理解は狭く，かなり大ざっぱなものであった。そこで，性的志向についてのごく基本的な教育が提供された。性的志向というのは個人の選択の問題であること，性的関係においてはふたりの大人がお互いに同意していることが重要であることなどが強調された。

いじめ
いじめはケビンの子供時代から大人になるまで，一貫したテーマだった（実際，ケビンはいくつかの声の正体を，学校時代のいじめっ子たちに帰属させていた）。たいていの場合は人を信じることができなかったので，学校時代はほとんど友人がいなかった。なんとかいじめられないよう自分を守ろうとしたものの，そのために相手にはっきり意思表示をすることがなかなかできなかった。もっと最近では，ケビンは近所の子供たちから石を投げられたのだが，うまく対処できなかったという。セラピーの中でも，どうすればより自己主張的になれるのかを探ったが，セラピーが終わってからも，さらに自己主張トレーニングに参加することが推奨された。

怒りのマネジメント
誰かまたは何かに不満をためているときは，実は命令する声に従ってしまうことが時々あったことをケビンは明かした。例えば，ラジオをうまく修理できなかったときに，声の命令に従って花びんを投げたことがあったという。そこで，物を壊したり，人を殴ったりせずに不満を晴ら

す他の方法を探すことや,「何もしない」という行動の選択肢もあったのではないかということが話し合われた。どうも覚醒レベルが高まると,それが引き金となって,声が聞こえるようであった。

手洗い行動

ケビンによれば,声がしばしば手を洗うように命令してくるとのことだったが,話し合っていくうちに,手洗いは不安感や怒りを和らげるという機能をもつことが多いことがわかった。「まるで問題を洗い流してしまおうとしているみたいなんだ」とケビンは言った。しかし,結局は手を洗っても,マシな気分にはならないという結論に至った。続いて,不安や怒りに対処するための,より適応的なやり方を探したところ以下のようになった:

- 信用できる人に話しかけ,自分の気持ちを聞いてもらう。
- 呼吸法やリラクセーション法を使う。
- 何か楽しいこと,あるいは達成感を感じられることをして,気分を持ち上げる。例えば,絵を描いたり,誰かとおしゃべりをしたり,大学の授業を聴いたりする。
- もっと自己主張する——自分の気持ちをはっきりと穏やかに表現する(怒鳴ったり,物を投げたりするのではなく)。
- ポジティブなやり方で怒りを表現する(自分用のノートに気持ちを書き出すなど)。

睡眠障害

ケビンは治療の最初の頃から,自分は何か心配事があると,寝つきが悪くなったり,夜中に目が覚めてしまったりするのだと言っていた。行ったり来たり歩き回る以外の戦略がないか検討された。例えば,気そ

らし法（ヘッドホンで音楽を聴いたり，面白い本を読んだりするなど）や，「心配事とそれに対する行動計画を書き出し，翌日にその計画に取り組む」などが挙がった。

心配と問題解決

物事について心配すると，声がより大きく，より頻繁になるだけでなく，不安が高まり，うつ的な気分になることがわかった。そこで，問題解決の概念が導入された。まずは，ケビンを悩ませている問題を見きわめる必要があった。次に，彼はその心配事が現実的なものか，それとも自分の中で大げさになってしまっているのかを考えるよう励まされた。そのために，自分に「この心配事の根拠は？」と問いかけた。次いで，さまざまな解決策（適宜アドバイスや助けを求めるなど）を考え出し，一番よさそうな策を選ぶように促された。最後は，その解決策をいかに実行するかの計画を立てる必要があった。

例えば，ケビンは大学に行くのにタクシーに乗ることを心配していた。タクシーの運転手に強盗されたり，殴られたり，刃物で刺されたりしたらどうしようかと恐れていたのである。治療者と話し合っているうちに，そのようなことが起こる可能性は極めて低いことがわかってきた。というのも，彼は前にもタクシーに乗ったことはあったが，そのようなことは起こらなかったし，彼の知り合いにもそのような目に遭った人は誰もいなかったし，たとえタクシーに乗っても運転手の身分証を確かめて，免許をもっていることを確認することができるからであった。根拠を検討する限り，（運転免許をもつ運転手が運転する）タクシーに乗って大学に通学することは，安全である可能性が高かった。

ケビンは大学でいじめられることを心配したこともあった。そこで，教育アドバイザーに相談したところ，特殊なニーズのある学生に対応している特別支援校に行くことにすればもっと安心できるのではないかと

アドバイスされたので，彼はそのようにした。

バランスのとれたライフスタイル

　健康でバランスのとれたライフスタイルに関連した教育が提供された。これは，現在のストレスがケビンの精神的健康に及ぼす影響を最小限にしようと意図してのことである。そのための戦略例としては，「自分の限界を知る」（つまり，暇ではなく忙しくしているのは大切だが，不安になったりイライラしたりするほどまでは忙しくしない），退屈しのぎだけでなく声からの気そらしのためにも活動性を保つ，何事もあいだに休憩を挟みながら一歩一歩進める，調子を崩すことがあってもそれもまたひとつの学びの機会であると認識する，充分な睡眠をとり，きちんと食事をとる，などが挙げられた。ケビンが自分でできるストレス対処法が強調され，さらに他の人に助けやサポートを求めたり，よいサポートネットワークを保ったりすることの重要性についても強調された。

結　果

　治療の終了時までに，声の頻度が下がり，ほとんどの場合，苦痛が中等度になったとケビンは報告した（治療前には非常に苦痛と報告）。彼は，たいていの場合は声をいくらかはコントロールできると信じていた。さらに，自分のことを声に比べるとはるかに威力があり，はるかに優位に立っており，そして声よりもいくらか自信も知識もあると考えていた。声が物理的に彼に危害を加えることができるとはもはや考えていなかった。

　ケビンは，手を洗うよう言う命令に対して，対処戦略を使うことによって，たいていの場合（約70％）は抵抗することを選ぶと言った。さらに，自分や他人に危害を加えるように命令してきても，その後の結果

が深刻なので，絶対に従わないだろうと確信していた。

　治療終了時には，声の正体と意味についての信念に，有意な変化が報告された。ケビンは声の正体を昔，通っていた学校のいじめっ子たちだとは考えなくなった。かわりに，いじめっ子たちの**ように聞こえる**声は，ストレスがたまっているときに脳が間違って作りだしてしまうものなのだと考えるようになった。さらに，そもそも声が聞こえるようになったのは，人生の中でストレスが積み重なった結果であると考えるようになった。

　ケビンの治療前・治療後の結果を表10.1にまとめた。幻聴との力関係尺度（VPDS）（Birchwood et al., 2000; 本書の付録1）と，精神病症状評価尺度（PSYRATS）（Haddock et al., 1999）の「声のコントロール感尺度」と「声の苦痛尺度」を治療前後で測定した。VPDSでは，声と聴声者との間の威力の違いを，全体および各特徴別に5件法で測定する。PSYRATSは，複数の側面から幻聴および妄想の重症度を測定し，その中には，症状に対する苦痛の量と強度も含まれる。

　表10.1を見ると，ケビンの場合，治療の終結，および12ヵ月フォローアップ時点までに，声の威力とコントロールについての信念に，重要な肯定的方向の変化が見られたことがわかる。治療終結後，ケビンは自分のことを声よりもはるかに威力があり，強く，自信もあって優位に立っていると信じるようになった。そして声と自分の知識は同じくらいであり，相手に危害を加える力についても同等であると考えていた。12ヵ月フォローアップ時点でも，ケビンは声に比べて自分をはるかに強く，自信があり，優位に立っていて，自分が声に加えることができる危害の方が大きいと信じていた。もっとも，威力については，声と自分は同じぐらいであると評価した。さらに，声に対するコントロールについての信念には重要な変化が見られた。治療後，彼はたいていの場合，声に対していくらかのコントロールができると報告していた。12ヵ月フォロー

表 10.1 ケビンの治療前・治療後の測定結果のまとめ

尺度		治療前	治療後 （6ヵ月フォロー アップ時点）	治療後 （12ヵ月フォロー アップ時点）
威力差[1]	威力	4	2	3
	強さ	5	2	1
	自信	4	1	1
	知識	3	3	5
	危害	5	3	1
	優位性	1	1	1
声に対するコントロール感[2]		4	1	2
苦痛[2]		3	4	2

[1] 幻聴との力関係尺度（Voice Power Differential Scale：VPDS）
[2] 精神病症状評価尺度（Psychotic Symptom Rating Scales：PSYRATS）
　［訳注：点数が下がるほどコントロール感が高い］

アップでは，半分くらいの場合に声に対していくらかコントロールできると報告した。ケビンは治療後，声のことを「極度に苦痛」であると評価していたが，これは12ヵ月のフォローアップ時点では，「中程度に苦痛」に下がっていた。

結　　論

　治療セッションは楽しめたし，役に立ったとケビンは述べた。治療者の目から見ると，不安と怒りの症状のマネジメントを学んだことだけでなく，声やその他の問題について語り，声に対する適応的な対処法を学んだことが彼にはよかったのだと思われる。

提　　案

治療の最後には，彼をサポートするスタッフに向け，以下のような提案がなされた。

- 治療中に得られた進展を振り返り，性的志向や喪失，仲間や大人との関係などの問題について話すために，定期的なサポートセッションを，キーワーカーともつこと。
- 性的志向については，ケビンは他の人から虐待を受けかねない脆弱性が高い可能性が伝えられた。自己主張や個人の権利，性的志向についてさらなる教育が提供されることが推奨された。
- 仲間との人間関係をうまくやっていくための話し合いをもつことが推奨された。そのことにより，特に大学においてさらなるいじめにさらされる可能性を最小限にとどめることが意図された。
- ケビンの母親とそのパートナーに対するファミリーワークも推奨された。第1に，ケビンの行動の中には，「健常な」思春期青年の反抗と認識されず，精神的健康上の問題または生物学的な原因に基づく問題であると誤解されている行動もあるという懸念があったからである。第2に，依存についてもっと掘り下げてもよいと考えられた。例えば，ケビンがもっと自立した若い成人になれるよう援助することなどである。
- 治療者が作成したまとめの用紙を使って，取り組んだ作業を定期的に振り返ることが推奨された。その際には，ケビンが声に立ち向かい，声があろうと人生を先に進めていくという彼の能力を強調することが（例えば，大学への通学を続けるようケビンを励ますなど）勧められた。

第 11 章

命令幻聴の認知行動療法に効果はあるのか？
無作為割付対照試験からの知見

　ここまでの章をお読みになった読者／臨床家諸氏には，命令幻聴の認知療法の理論と実践についての基礎的理解が深まり，紹介したケースで得られた結果から全般的にそれなりの効果が見込めそうであるという印象をもっていただけたと思う。
　しかしながら，いくつかのケースの治療の「前」と「後」の測定値の肯定的変化を記述しただけでは，その効果を充分に示したことにはならない。効果は，正当な科学的効果検討研究からしか示すことはできない。つまりは，単一事例実験デザイン研究または，無作為割付対照試験からしか示せないのである。精神病の CBT についての，こうした実証研究の結果は，全般的に有望である。第 2 章で検討したように，科学的頑健性（Cormac et al., 2002; Pilling et al., 2002）の基準を満たす研究のメタ分析結果によれば，標準治療に加えて CBT を提供することは，（標準治療のみに比べて）陽性症状に効果がある。しかしながら，こうした研究の中には，命令幻聴に焦点を当てたものはなく，アウトカムとして測定されたスコアも，服従または行動や苦痛についての評価尺度というよりも，むしろ，伝統的な精神病スコア（例：陽性陰性評価尺度 PANSS）からのものだった。第 2 章で私たちは，CBT を「準‐抗精神病薬」として扱

うのは異例なことであり，最も効果的な治療法を生み出すことにはつながらず，最も重要な変数である苦痛や非機能的行動に見られる変化を研究上正確に検出することにもならないと主張した。そこで，私たちは自分たちが推奨しているタイプの無作為割付対照試験を実施することにした。つまり，命令幻聴の認知療法の効果を，苦痛度や服従行動やなだめ行動によって測定することにより，理論を支持する結果が出るかどうかを検証したのである。ここまで紹介してきた8ケースは，この実証研究の参加者であった。どのようにして被験者を募り，関係構築し，アセスメントしたか，評価に用いた方法論，評価結果とそれが示唆すること，いかにしてこの「投薬に代わるアプローチ」または少なくとも「投薬につけ加えるアプローチ」を開発したか，これまで難治性と思われてきた問題にいかに取り組んだか，など，本章ではこの実証研究について記述する。この研究の詳細については，(Trower, 2004) を参照してほしい。

研究の目的

英国保健省の助成を受け，直近の病歴から服従行動のリスクの高い命令幻聴を有するものを対象として，命令幻聴のCBTと通常治療（Treatment as Usual：TAU）の効果を比較する無作為割付対照試験を単純盲検法で実施した。本研究は威力についての信念に焦点を当てることによって，命令幻聴のCBTが服従行動，なだめ行動，苦痛度を低減させ，抵抗行動を増加させることができるかどうか検討することを目的とした。主たる仮説とプライマリ・アウトカムは，命令幻聴のCBT群は対照群と比較して，服従行動となだめ行動を低減させるというものである。セカンダリ・アウトカムは，1) 威力と社会的階層，服従の必要性に関する信念を低減させる，2) 苦痛と抑うつを緩和させるというものである。信念の変容を目的としており，症状そのものの変化は期待していないので，

声のトポグラフィー（頻度，大きさ，内容）の改善は予測されない。服従行動の低減あるいは消失が，治療成功とみなされる。

方　　法

　本研究の対象となったのは，バーミンガム，ソリハル，サンドウェル，ウエストミッドランズに位置する触法精神障害者の準保安施設の入所者であった。適格基準は，ICD-10 による「統合失調症またはその他関連障害」の基準を満たすもの，少なくとも 6 ヵ月間の命令幻聴を有するものであった。また，参加者は，直近に自傷他害，重大犯罪を含む"深刻な"命令幻聴により，服従となだめ行動を示していたことが求められた。除外基準として，器質性の精神障害，あるいは物質使用障害が設けられた。

　2000 年 9 月から 2002 年 7 月にかけての 2 年間，研究対象者の選出，スクリーニング，結果のアセスメントのすべては，経験を積んだ研究員であるアンジェラ・ネルソンにより計画，管理された。すべての対象者に対して，適格基準に相当するかどうかを判断するための面接を行い，研究の同意を得た。さらに，適格基準を満たす対象者に面接評価を実施した（以下参照）。(効率的で標準化された選出，スクリーニング，アセスメントを重視するため，すべての手続きはマニュアルに従って行われた。マニュアルについては付録 2 を参照されたい)。適格基準を満たし，研究同意が得られた参加者は，6 ヵ月間，TAU 群と CBT 群に無作為に割り付けられた。参加者は，CBT あるいは TAU 終了後 6 ヵ月の時点と 12 ヵ月後のフォローアップ時点で評価された。

　介入前，介入後，フォローアップ時点において，仮説に関連した認知，行動，症状，感情に関する測定を施行した。主な評価尺度は第 3 章で述べた通りであり，認知アセスメント調査票（Cognitive Assessment Schedule：CAS），声に関する信念質問票（Beliefs about Voices Questionnaire：

BAVQ），幻聴との力関係尺度（Voice Power Differential Scale：VPDS），全能性尺度（Omniscience Scale：OS），陽性・陰性症状評価尺度（Positive and Negative Syndrome Scale：PANSS），精神病症状評価尺度（Psychotic Symptom Rating Scales：PSYRATS），カルガリー抑うつ尺度（Calgary Depres-sion Scale for Schizophrenia：CDSS）であった。第3章で指摘した通り，命令幻聴の頻度および服従行動のレベルを明らかにするため幻聴コンプライアンス尺度（Voice Compliance Scale：VCS）を施行した。VCSは2段階に分かれている。第1段階では，研究評価者であるアンジェラ・ネルソンの構造化面接により，8週間前までの間で，反応せざるを得ないと感じられた命令幻聴とそれに伴う行動（服従行動もしくは抵抗）の経験について具体的陳述を得た。その後，裏づけとなる情報を得るために重要な他者や親類と面接を行った。自己評価と他者評価に違いが認められた場合，それぞれから最も重度の行動を記録することとした。第2段階では，それぞれの行動を分類した。分類の内訳は，1）なだめ行動も服従行動も存在しない，2）象徴的なだめ行動（当たり障りのないもしくは無害な命令に従う），3）なだめ行動（準備行動もしくはジェスチャー），4）深刻な命令に対して少なくとも1回は部分的に服従した，5）深刻な命令に対して少なくとも1回は全面的に服従した，であった。それぞれの行動は，著者3人が収集した情報をもとに，割付について知らされていない，独立した査定者によっても評定された。その結果，行動評価の評価者間信頼性は高かった。

結　果

　69名が適格基準に該当し，研究参加に関する同意を求めたことろ，31名が非同意であったため，残りの38名を無作為に割り付けた。対象者は24名が男性，14名が女性であり，平均年齢は35.5（±10.4）歳であった。

人種の幅は広く，白人27名（71%），カリブ系黒人7名（18%），その他（南アジア系など）4名（11%）であった。

すべての参加者が2つ以上の支配的な声による命令を体験しており，少なくともそのうちのひとつは深刻な命令であった。最も深刻な命令は，自殺（25名），殺人（13名），自傷（12名），他害（14名）であり，中等度の命令は，日常的な当たり障りのない行動（食器を洗う，自慰行為，入浴）と軽犯罪行為（窓を割る，叫ぶ，公共の場での脱衣）であった。

参加者のうち30名（79%）が服従行動，14名（37%）がなだめ行動を体験しており，29名（76%）が声に従わなければ自分自身または家族に危害が及ぶと信じ，恐怖を感じていた。そのため，参加者は服従の高リスク群とみなされた。対象者の選出において直近の服従行動の存在を条件としたことから，本研究における服従行動は高率を示していた。

声の命令に関連した行動により，5名の参加者が起訴あるいは警告を受けていた。その行動の中には子供への暴力，重大な傷害，窃盗，暴行が含まれていた。過去3年間に声に反応した殺人未遂により，3名の参加者は入院の既往があった（2名が英国の精神保健法［Mental Health Act, 1983］の管理下に置かれていた）。

対象者の医療必要性の高さをさらに示しているのは，過度で遷延化したTAU（通常治療，つまり精神科サービス）の消費であった。これは，トライアルの最中だけでなく，トライアル開始1年前においても同様であった。表11.1に示されているように，TAUには，19種類のサービスと入院が含まれていた。そのほかの重症度を示唆する事実としては，研究同意が得られた時点で8名が入院しており，そのうち2名が精神保健法（1983）によるセクション3［訳注：28日以下の評価のための強制入院］，1名がセクション2による強制入院，5名が自発的入院であった。

治療群が終了したセッションの中央値は16セッションであった。治療群中，5名（27%）の参加者が介入初期で中断し，参加したセッショ

表 11.1 研究期間中，および研究開始 1 年前のサービスの利用と通常治療の内容

	開始 1 年前		研究期間	
	TAU	CTCH	TAU	CTCH
サービスの種類				
外来	85%	89%	100%	89%
地域精神科看護師の訪問	50%	33%	60%	56%
デイケア	45%	38%	35%	28%
ソーシャルワーカー	0%	22%	25%	11%
支援付住居	30%	22%	55%	28%
サポートワーカー	25%	50%	45%	11%
地域薬物乱用対応チーム	5%	6%	5%	0%
保護観察官	5%	6%	5%	6%
作業療法士	35%	22%	20%	11%
心理士	15%*	16%*	5%†	6%†
一時休息センター	0%	6%	5%	6%
在宅治療チーム	22%	6%	20%	6%
芸術療法	10%	6%	5%	0%
聴声者の自助グループ	0%	6%	0%	0%
入院				
自発的入院	20%	22%	15%	22%
セクション 2	10%	0%	5%	6%
セクション 3	15%	0%	15%	0%
電気けいれん療法	0%	0%	0%	6%
後見命令	0%	6%	0%	6%

TAU：通常治療
CTCH：命令幻聴の CBT プラス通常治療
*治療群：怒りのマネジメント，幼少期のトラウマと症状マネジメント
　対照群：不安と怒りのマネジメント
†治療群：怒りのマネジメント
　対照群：不安のマネジメント

ン数は 4 回から 12 回であった。治療中断率は他の類似の研究と同程度であった。当初，治療終結後のフォローアップ段階で（中断も含め）18 名の CBT 群を見込んでいたが，同意撤回により 6 ヵ月時点で 3 名，12 ヵ月時点で 1 名が欠落した。対照群においては，6 ヵ月時点で 2 名（自然

死,自殺),12ヵ月時点で2名が欠落した。両群間で研究参加者の欠落数に有意な差は認められなかった。

認知行動療法が命令幻聴に与える効果

　結果はどうだったのだろうか？　服従行動の確率について,全員が100％(適格基準)から有意な減少を示した。TAU群でも100％から53％と減少したが,CBT群では,TAU群よりも有意に減少率が大きかった。12ヵ月後の服従行動もしくはなだめ行動がわずか14％に過ぎなかったのである。この大きな改善が特に認知療法の効果によるものだとすれば,威力についての信念の変容も期待されるところである。これは実際の結果でもそうなっていた。TAU群では変化は認められなかったが,CBT群では支配的な声の威力についての信念が有意に低減していた。このCBT群の効果はフォローアップ12ヵ月時点でも持続していた。さらに,威力についての信念の効果を統計的に統制したところ,有意な治療効果は示されなかった。したがって,威力についての信念が服従行動の低減に関与している証拠が明らかとなった。

　声の全能性に関する信念についても,CBT群においては有意な低減が認められたが,TAU群では変化は示されなかった。このパターンは12ヵ月後も持続していた。しかしながら,知覚される声の悪意に関しては,6ヵ月,12ヵ月のいずれの時点においてもCBTの効果は認められなかった。CBT群の参加者は声に対するコントロール感を有意に高めていたが,TAU群の参加者にはこのような変化は見られなかった。このパターンは12ヵ月後も持続していた。

　苦痛と抑うつに与えるCBTの効果について,6ヵ月の時点では苦痛度がCBT群で有意に低減していたが,対照群では変化が認められなかった。12ヵ月時点では,群間の苦痛度の違いはなくなっていたが,この期

間中は全体的な苦痛の減少が観察されていた。12ヵ月時点では，TAU群の抑うつ得点が有意に増悪していたが，CBT群ではこのような変化は認められなかった。

予測通り，声のトポグラフィーに変化は見られなかった。CBT群において声の頻度は減っていたが，TAU群に変化は認められなかった。この群間差は12ヵ月時点で消失した。声の大きさに関しては群間の違いは示されず，ネガティブな内容についても同様であった。

精神病症状の変化に関しては仮説を設定していなかったが，CBT群においてPANSS陽性症状の有意な低減が認められており，対照群においては若干の低減を示していた。同様に，CBT群の陰性症状ならびに統合精神病理尺度は若干ではあるが，持続的に低減していた。この効果は12ヵ月時点でも持続していた。

しかしながら，予測した通り，PANSS陽性症状のうち幻覚の下位項目では，6ヵ月時点もしくは12ヵ月時点で変化は見られなかった。一方，妄想症状の下位項目ではCBT群において6ヵ月時点で低減が見られており，この変化は12ヵ月時点まで持続した。統合精神病理尺度のうち，不安は6ヵ月と12ヵ月時点，緊張と罪悪感は6ヵ月時点で有意な変化が見られた。

陰性症状のうち注意と集中の項目では6ヵ月時点，決断力では6ヵ月と12ヵ月時点で有意な改善が示された。

処方量とPANSS陽性症状尺度はいずれの時点においても有意な相関関係は認められなかった。

支配的な威力を有する声に伴う服従行動は，さまざまな機能により変化することについては先に述べた通りである(社会階級理論)。さまざまな機能とはつまり (a) 支配（声）- 被支配（声の聴き手）間の力の格差，(b) 苦痛と恐怖，(c) 服従しないことに関連する信念（Gilbert, 1992 参照のこと）である。6ヵ月時点の相関係数表によれば，声に対する服従と

苦痛,威力は有意な相関係数を示しており,私たちの理論を裏づける結果であった。

臨床への示唆

研究参加者が"高リスク群"として選出されたことは繰り返し強調すべきである。つまり,自傷,他害,重大な犯罪に関する"深刻な"命令に服従し続け,その結果,重症の抑うつを呈し,多くは破局的結末を避けるための時間稼ぎとして支配的な声をなだめる行為を行っていた。多くの参加者には犯罪の既往があり,高リスク者として地域の支援を受け,彼らに携わる臨床家はケース管理が困難であることを認めていた。

質の高い,ハイレベルのTAUに加えて命令幻聴のCBTを行うことは,TAU単独の場合に比較して,服従行動のリスクに大きな影響を与え,苦痛を低減させ,抑うつの悪化を予防することが本研究の結果から明らかとなった。抑うつはこのような対象者において高値であることが先行研究により示されているが(Birchwood et al., 2000),本研究でも同様の結果であった。直近の服従行動という選出の基準を設定した場合,6ヵ月から12ヵ月にかけて服従行動が低減する可能性があった(「平均への回帰」)。しかしながら,本対象者が高リスク者であることをふまえると,時間経過と共により多くの者が,服従行動が増悪し,再発することが予想されえた。にもかかわらず,12ヵ月時点におけるCBTの効果は有意な値を示していた。おそらくより重要なことは,CBT群における服従のリスク要因が顕著に少なくなったことだろう。特に声の威力や全能性,なだめ行動の必要性が低減し,コントロール可能性が高まった(なだめ行動もしくは服従行動を示した確率は,CBT群において14%,TAU群において52%であった)。

予想された通り,本研究では声のトポグラフィーやネガティブな内容

(PSYRATSによる自記式評価)は変化しなかった。例外は，6ヵ月時点で声の頻度の一時的な減少が認められた点であった。つまりCBTは幻聴のような一次的精神病症状よりも，むしろ信念(妄想的，その他)に最も効果があるという私たちの見解と一致する結果であった(Birchwood and Spencer, 2002)。CBTの焦点は，声の威力や全能性に挑戦することで，声と聞き手の関係そのものを本質的に変容することにある。その結果，声に服従しようとする動機づけが低減する。しかしながら，もしも治療効果が持続すれば，苦痛が低減し，声の頻度に影響を与えることも推察できる。同じような文脈だが，声の性質と内容と，抑うつ時のネガティブ思考との間に類似点が認められている(Gilbert et al., 2001)。つまり，観察期間が短かったために，生じた変化が限定的だったものの，本研究対象者においても，抑うつを緩和させることが，声の頻度やネガティブな内容を低減させる可能性があった。

PANSS陽性症状の減少量は大きくはなかったが，CBT群では一貫して見られたために，有意で持続的な効果につながった。幻覚に関する下位項目は，6ヵ月にわたって有意ではないながらも減少し続け，12ヵ月時点で有意差は認められなくなった。改めて，声*そのもの*には影響しないという私たちの考えが支持された。一方で，妄想に関する下位項目では，6ヵ月時点ならびに12ヵ月時点で有意な低減が認められた。つまり，この場合，声という迫害者に対して知覚された威力が変化したことを示している可能性が高い。PANSS総合精神病理尺度において最も顕著で持続的な低減が認められたが，特に社会的引きこもり，注意と集中の項目における減少が大きかった。

そのため，本研究でプライマリ・アウトカムとした従属変数，命令への服従行動は，複雑な概念だと言える(Beck-Sander et al., 1997)。というのも，服従行動には内潜的なものと顕在的なものがあるだけでなく，患者はあまり深刻でない命令に服従することによって，声をなだめてい

る可能性もある（安全確保行動）からである。先行研究で開発した尺度は（Beck-Sander et al., 1997），こうした服従行動の微妙な側面の認識の上に立っているため，評価に際しては，クライアント本人からの情報だけでなく，家族やケースマネージャーからの情報も必要となる。評点者間一致を確立するため，最初は3者によって本評価尺度を施行した。

　本研究の結果から，（予想された通り）声の威力，苦痛度・抑うつ度，全能性に変化が認められた（ほとんどは自記式尺度によるもの）。さらに，それらはプライマリ・アウトカムである服従行動と有意な相関を示していた。実際，統計解析において威力を統制すると，服従行動の効果は有意ではなくなった。この結果は私たちの主張をさらに強化するものであった。つまり，1）服従行動は純粋に変化し，治療効果は声の威力の減少により媒介されたこと，2）CBTは広範な結果に影響を及ぼしたこと，3）しかし，（自己報告による）声の活動が変わらなかったということは，「患者の自己評定は信頼性に欠け，効果検討の結果，全般的にCBT群の方に軍配が上がったのは単に"ハロー"効果にすぎない」とする意見に相反するものである，という主張である。

　研究期間中，抗精神病薬やその他の処方薬，精神科サービスの量に群間における違いは認められなかったし，それらはCBTの効果の説明にもなっていなかった。しかし，処方薬や精神科サービス利用の多さは，知覚されたリスクの高さが，高いレベルのサービス利用につながっている様子を物語っていた。このことは，ここで私たちが報告しているCBTの効果が，治療以外の要素で説明される可能性が低いことを示している。研究の間，抗精神病薬の使用パターンに群間差は認められなかった。しかしながら，その使用量はTAU群においては持続的な増量を示し，CBT群においては若干<u>減少</u>していた。このことは，CBTを受けていない群では，リスクの観点から処方薬が増量となったことを示唆している。つまり，臨床家はリスクに懸念を抱いている一方で，CBTに

ついてはプラス面が認識されている可能性がある。

　TAU群における抗精神病薬の増量は，服従行動の低下と相関しており，CBT群ではまったく逆の傾向であった（服従行動の減少に伴って処方量も*減量*している）。理論的には，TAU群の処方量が不十分であり，処方が増量したために服従行動が減少したという仮説が考えられる（これはCBT群において服従行動が減少したことの説明にはならないが）。しかし，この仮説は，以下3つの根拠により，可能性が低いと私たちは考えている。第1に，両群は英国医学会・英国薬理学会（British Medical Association and Royal Pharmaceutical Society of Great Britain, 2001）やその他の治療ガイドラインを遵守しており，非定型薬物およびクロザピンが広く使用されていた。第2に，投薬量は服従行動，威力，PANSS評価点のいずれとも相関を示していなかった。第3に，投薬量を共変量として用いたが結果は変わらなかった。もしTAUの処方量が不十分であったなら，服従行動の方が時間の経過とともに変化しにくいので，CBTの効果サイズを過小評価したことになるだろう。上述の通り，処方の違いは高リスク群に対する臨床家の懸念を表していると考えられる（当然の懸念である）。

　それでもなお，治療の非特異的要素が結果に影響を与えた可能性は残る。しかしながら，6ヵ月時点における声の威力の変化と服従行動の相関係数は高かった（0.63）ことから，声（の威力）との関係性が重要な独立変数であるという主張が支持されると考えられる。このようなデータからは，CBT単独で本研究の結果が導かれたとは言い切れないが，治療者が治療プロトコルを遵守していたという明白な証拠があるため，介入自体が確かに声の威力と服従行動に焦点化していたとの確証は得ている。

　本研究が"現実世界"に与える示唆はとりわけ大きいと私たちは考えている。研究対象者の多くは，強い苦痛を感じており，高リスク群に該

当していた．適格基準を満たした者の約55％が研究に参加し（38/69），CBT群では27％が中断したが，同様の対象者に適用したCBTの中断率と同程度であった（Norman and Townsend, 1999; Durham et al., 2003）。本研究の対象者が高リスク群であったことから，私たちは中断の理由に注目したところ，例えば，ある対象者は多くの情報を打ち明けると，声に傷つけられ，殺されることを信じていたということが明らかとなった。別の対象者は，声についてどの程度話したかによって，声がひどくなったり，続いたりすることに恐怖を感じていた。

本研究の全対象者は命令幻聴と，その命令に従う体験をしていた。これは精神科におけるある種の高リスク群の特徴であり，ケースマネージャーや判定医務官，家族，とりわけ対象者本人にとっては重大な懸念であった。この一群は薬物療法あるいはCBTによっても治療抵抗群とみなされている（従来通りの精神病に対するCBTは，幻聴への効果が低い［Birchwood and Spencer, 2002］。この一群に対するマネジメントは不安定になりやすいという認識は，臨床家の間で共通しており，本研究への紹介率の高さがその証拠である）。私たちの研究および，第4章から第10章にかけての事例では，多くのクライアントが声の威力に巻き込まれ，無力感を感じていることが示された。そして，幻聴に対するCBTは，声の威力についての前提から距離をとることで，コントロールを発揮する機会を提供したと彼らは感じていた。例えば，ある対象者は，「今は，声には自分を傷つけることはできないってわかります。今は自分でコントロールできている感じがします。まだ声は聞こえるけど，彼らはそれほど威力をもっていません」と話していた。また別の対象者は，「自分がよくなったのは治療者がすべての技法を教えてくれたおかげです。声が消えただけでなく，睡眠や食事が安定しました」と，改善の理由を述べていた。したがって，命令幻聴のCBTは，持続的な苦痛を伴う声を体験している人々の治療に大きな違いを与えており，さらなる評価が必

要である。

　本研究で最終結論が出たわけではない。臨床的意味のある高い効果サイズを示したが，研究対象者が少なく，限られた地域で実施されていた。異なる治療者，地域の協力を得て，より大規模な無作為割付対照試験を実施する必要がある。そうすることで，CBT が誰に最も効果的なのか，効果はどの程度持続するのかなどを理解する機会を提供できるだろう。効果の持続性の問題は特に重要である。精神医療では，統合失調症患者の治療効果は，「やっている間だけ」という意見が一部に存在している（McGlashan, 1988）。そのため，より理論的で臨床的な問いは「治療効果を**維持する**ためには，さらにどの程度介入が必要であるか」であろう。私たちは命令幻聴の CBT を検証するため，イギリスにおいてより大きなサンプルを対象とした多施設の研究を準備中である。

エピローグ

　私たちは本書において，この最も困難で扱いにくい患者層の治療への革新的なアプローチを紹介しようと試みた。私たちのアプローチを貫いていたものは，認知理論の統合と，幻声の「認知モデル」に向けた10年以上に及ぶ研究成果であり，そこから一貫した介入が導き出された。私たちは，この事業に，ある揺るぎない信念を持ち込んでいる。それはすなわち，認知モデルと認知行動療法は，感情的機能不全への治療的介入という系譜を維持し，精神病症状や精神病的診断に関連する苦痛と厄介な行動の緩和に焦点を当てるべきであるという信念である。おそらく，この信念の違いを最も特徴づけているのは，PANSS（Kay et al., 1987）（例：症状そのものをプライマリ・アウトカムとすること）の不在であろう。私たちにとって，この領域におけるさらなる研究への鍵は，特異的な対人的スキーマが，支配的な声との関係にどのように影響するのかを理解し，そのようなスキーマが育つに至る発達的な危険因子と軌跡を同定し，それらのスキーマに直接的および選択的に介入することの影響を，検討することである。この介入が苦痛や患者になることの一次予防を提供するという刺激的な可能性を含めて検討したい。本書が刺激となり，読者にこのような計画に対する私たちの熱意を共有してもらえれば幸いである。

付録 1
幻聴との力関係尺度
Voice power differential scale（VDPS）
（Birchwood wt al., 2000）

クライアント：＿＿＿＿＿＿＿＿＿＿＿＿＿＿＿＿＿＿

査　定　日：＿＿＿＿＿＿＿＿＿＿＿＿＿＿＿＿＿＿

自分と声との関係についてどのように感じるか，最もあてはまる番号に○をつけて下さい。

声の名前または説明：＿＿＿＿＿＿＿＿＿＿＿＿＿＿＿＿＿＿＿＿＿＿＿＿

1	2	3	4	5
私には声よりもはるかに強い威力がある	私には声よりも強い威力がある	私と声の威力は同じくらいだ	声には私よりも強い威力がある	声には私よりもはるかに強い威力がある
私は声よりもはるかに強い	私は声よりも強い	私と声の強さは同じくらいだ	声は私よりも強い	声は私よりもはるかに強い
私は声よりもはるかに自信に満ちている	私は声よりも自信に満ちている	私と声の自信は同じくらいだ	声は私よりも自信に満ちている	声は私よりもはるかに自信に満ちている
私の方がはるかに声を尊重している	私の方が声を尊重している	私と声は同じくらい尊重しあっている	声の方が私を尊重している	声の方がはるかに私を尊重している
私の方が声よりも危害を加える力がはるかに強い	私の方が声よりも危害を加える力が強い	私と声の危害を加える力は同じくらいだ	声の方が私よりも危害を加える力が強い	声の方が私よりも危害を加える力がはるかに強い
私の方が声よりもはるかに優位だ	私の方が声よりも優位だ	私と声の立場は対等だ	声の方が私よりも優位だ	声の方が私よりもはるかに優位だ
私は声よりもはるかに知識をもっている	私は声よりも知識をもっている	私と声の知識は同じくらいだ	声は私よりも知識をもっている	声は私よりもはるかに知識をもっている

付録 2
命令に基づいた行動のリスク評価尺度
Risk of Acting on Commands Scale (RACS)
(Trower et al., 2004)

クライアント：＿＿＿＿＿＿＿＿＿＿＿＿＿＿＿
査 定 日：＿＿＿＿＿＿＿＿＿＿＿＿＿＿＿

低リスクまたはリスクなし，低度の苦痛（レベル 1）

鍵となる判断基準
1. 命令に従って行動するリスクがない
2. 命令に関連した苦痛がない。PSYRATS の評価が 1

根拠
1. 命令に完全に抵抗することができる
2. 声よりも自分には威力があるという信念。幻聴との力関係尺度の平均が 1 か 2 の評価
3. かなり声をコントロールすることができるという信念。80-100％の評価

中程度リスク，低度の苦痛（レベル 2）

鍵となる判断基準
3. 自傷他害の可能性のある命令に従う行為をするリスクが中程度。深刻な命令への部分的な服従あるいは抵抗
4. 命令に関連した苦痛が低いレベル。PSYRATS の評価が 1

根拠
4. 中程度に深刻な結果をもたらす可能性のあるなだめ行動または対処戦略を使う
5. 自分には声よりも威力があるという信念，幻聴との力関係尺度の平均が 2 の評価
6. うまく声をコントロールすることができるという信念。60-80％の評価
7. 否定的な結果の恐れをもたず，ほとんどの場合，声の命令に抵抗することができる

低リスク，中程度の苦痛（レベル 3）

鍵となる判断基準
5. 命令に従って行動するリスクが低い
6. 悪意のある命令に関連した苦痛が中程度レベル。PSYRATS の評価が 2

根拠

8. あまり深刻でない結果を伴う微妙ななだめ行動または対処戦略を使うかもしれない
9. 声にはいくつかの点では自分より威力があるという信念，**あるいは**声と自分は同じくらいの威力があるという信念。幻聴との力関係尺度の平均が 3 の評価
10. 声を部分的にコントロールすることができるという信念。30-50%の評価
11. 抵抗すると否定的な結果（深刻ではないもの）の恐れがあるものの，ほとんどの場合命令に抵抗することができる

中程度リスク，中程度の苦痛（レベル 4）

鍵となる判断基準

7. 自傷他害の可能性のある命令に従って行動するリスクが中程度。深刻な命令への部分的な服従あるいは抵抗
8. 悪意のある命令に関連した苦痛が中程度レベル。PSYRATS の評価が 2

根拠

12. 中程度に深刻な結果をもたらす可能性のあるなだめ行動または対処戦略を使うかもしれない
13. 声にはいくつかの点では自分より威力があるという信念，**あるいは**声と自分は同じくらいの威力があるという信念。幻聴との力関係尺度の平均が 3 の評価
14. 声を部分的にコントロールすることができるという信念。30-50%の評価
15. 声に完全に従わないと否定的な結果（深刻ではないもの）が起きるだろうという信念。声は危害を加えるだろうと考え，部分的に服従または抵抗する

中程度リスク，高い苦痛（レベル 5）

鍵となる判断基準

9. 命令に従って行動するリスクが中程度
10. 悪意のある命令に関連した苦痛が高いレベル。PSYRATS の評価が 3 か 4

根拠

16. あまり深刻ではない結果を伴うなだめ行動または対処戦略を使うかもしれない。短期的に命令を中和させたり不安を軽減させたりするために安全行動を使う
17. 声は全能性と全知性があるかとても威力があると知覚する。幻聴との力関係尺度の平均が 4 か 5 の評価
18. 声をほとんどあるいはまったくコントロールすることができないという信念。声をコントロールできるのは 20%未満
19. 声の命令は道徳的に嫌悪感を引き起こすもので，従うべきものではないとは信じているが，しかし命令に従わないことによる深刻な結果を恐れる

高いリスク，高い苦痛（レベル6）

鍵となる判断基準
11. 自傷他害の可能性がある命令に従って行動するリスクが高い
12. 悪意のある命令に関連した苦痛が高いレベル。PSYRATSの評価が3か4

根拠
20. なだめ行動または対処戦略を使うかもしれない。あまり深刻ではない行動（自傷）をすることによってもっと深刻な命令に抵抗する。あるいは，命令に従う意思を示す（ナイフを持ち歩く）
21. 声は全能性と全知性があるか，とても威力があると知覚する。幻聴との力関係尺度の平均が4か5の評価
22. 声をほとんどあるいはまったくコントロールすることができないという信念。声をコントロールできるのは20%未満
23. 声に従わないと深刻な結果が起きるだろうという信念。声は危害を加えるだろうという信念

付録3
CTCH－治療アドヒアランス・プロトコル*
(Trower et al., 2004)

クライアント：＿＿＿＿＿＿＿＿＿＿＿＿＿＿＿
治　療　者：＿＿＿＿＿＿＿＿＿＿＿＿＿＿＿
評　価　者：＿＿＿＿＿＿＿＿＿＿＿＿＿＿＿
日　　　付：＿＿＿＿＿＿＿＿＿＿＿＿＿＿＿

すべての項目を以下の尺度で評価せよ：

1	2	3	4	5
まったくない	少し	中程度	かなり	非常に

関係構築段階

ラポールの確立
評価 □

治療者はラポールと信頼を確立することに成功したか：共感的傾聴をしたか？ 中立的な方法で信念や精神病体験を探索したか？ クライアントが理解されたと感じるように援助したか？

ノーマライジング
評価 □

クライアントの精神病的体験は，精神科疾患の診断がついていない多くの人々が体験するものに類似していることを理解するように，治療者はクライアントを援助したか？

関係構築に関連した信念を扱う
評価 □

治療者は，関係構築に脅威を与える可能性のある信念を探索し扱ったか？ 例えば「変化は不可能だ」「声が抵抗する」「治療者に体験を理解することは不可能だ」など

介入のための基礎を確立する

B（信念）の問題として再構成する
評価 □

治療者はクライアントが，問題は，声が聞こえることそのものや声に関連した情緒または行動による苦痛ではなく，信念にあるという見方ができるように援助したか？

---

* Startup, M., Jackson, M.and Pearce, E. (2002).Assessing therapist adherenece to cognitive-behaviour therapy for schizophrenia. *Behavioural and Cognitive Psychotherapy*, *30*, 329-339. より一部改変。

ターゲットにする信念についての同意　　　　　　　　　　　　　　□評価

治療者は威力や服従に関する信念を協働して記述し，どの信念に，どの順番で取り組むべきかについて同意したか？

信念を支持する根拠を明らかにする　　　　　　　　　　　　　　□評価

治療者は威力や服従についての信念を支持するためにクライアントが使っている根拠をアセスメントしたか？

介入段階：威力，コントロール，服従の信念

対処戦略の振り返りと増強　　　　　　　　　　　　　　□評価

威力の不均衡を解決したり，服従を減らしたり，コントロールを改善したりするために有効なクライアントの対処戦略を治療者は系統的に振り返ったか？（例えば，それらが使われたのはいつか，どのくらい一貫して適用されたか，どのくらい効果的であったかを振り返る）。その後，対処戦略を改善したり，適宜，他の戦略を紹介したりする努力を行ったか？

威力と服従についての信念の論駁　　　　　　　　　　　　　　□評価

話し合いを通してクライアントの信念に治療者は挑戦したか？：配慮のある暫定的な態度（コロンボ・スタイル）で挑戦を提案したか？（a）その信念体系の中の論理的な矛盾を治療者が強調したという証拠はあったか？（b）別の説明をクライアントが考えるように治療者が励ましたという証拠はあったか？

行動実験または現実検討　　　　　　　　　　　　　　□評価

治療者は矛盾する根拠や体験を探すようにクライアントを励ましたか？　クライアントの信念の本当のテストとして明確な行動実験が考え出されたか？

高度な介入Ⅰ：正体，意味または目的についての信念

ターゲットにする信念についての同意　　　　　　　　　　　　　　□評価

治療者は，正体，意味または目的に関する信念を協力して記述することができたか？　そしてどの信念に，どの順番で取り組むべきかについて同意したか？

信念を支持する根拠を明らかにする　　　　　　　　　　　　　　□評価

治療者は，正体，意味，目的に関する信念を支持するためにクライアントが使っている根拠をアセスメントしたか？

正体，意味または目的についての信念の論駁　　　　　　　　　　　　　　□評価

話し合いを通してクライアントの信念に治療者は挑戦したか？：配慮のある暫定的な態度（コロンボ・スタイル）で挑戦を提案したか？（a）その信念体系の中の論理的な矛盾を治療者が強調したという証拠はあったか？（b）別の説明をクライアントが考えるように治療者が励ましたという証拠はあったか？

行動実験または現実検討 　　　　　　　　　　　　　　　　　　　　　評価 ☐

治療者は矛盾する根拠や体験を探すようにクライアントを励ましたか？ クライアントの信念の本当のテストとして明確な行動実験が考え出されたか？

高度な介入Ⅱ：自己評価

精神病的信念と自己についての信念との関係を探る 　　　　　　　　　評価 ☐

治療者は精神病体験や信念を発展させることにつながった発達的要因や脆弱性要因を探ったか？

自己についての中核信念を同定する 　　　　　　　　　　　　　　　　評価 ☐

治療者は，クライアントの中核自己信念（否定的自己評価と非機能的推論）を探り，同定したか？ 治療者は中核自己信念を発展させた発達要因や脆弱性要因を探ったか？

自己に関する信念と，正体，意味または目的についての信念の関連づけ 評価 ☐

治療者は以下の理解を共有した上でクライアントの精神病的体験の個別モデルをつくるよう支援したか？ (a) 中核信念の形成に発達的要因と脆弱性要因が果たした役割，(b) 保護層や防衛としての精神病体験の役割

中核信念の論駁 　　　　　　　　　　　　　　　　　　　　　　　　　評価 ☐

治療者はクライアントの中核信念を支持する根拠をアセスメントし論駁したか？（根拠の論駁，自己信念体系内の論理的矛盾の指摘，別の説明の探索）。治療者は特定の哲学的論駁技法を使ったか？（「大きな私，小さな私」，行動の評価 vs. 個人全体の評価，自己の性質の変化）

CTCH − 達成された治療レベル評価

治療中に以下の治療要素が達成されたら，各々にチェックをつけること。

関係構築段階

ラポールを確立した ☐
ラポールと信頼を確立することに成功した：共感的傾聴をした。中立的な方法で信念や精神病体験を探索した。クライアントが理解されたと感じるように援助した

ノーマライジングした ☐
クライアントの精神病的体験は，精神科疾患の診断がついていない多くの人々が体験するものに類似していることを理解するように，治療者はクライアントを援助した

関係構築に関連した信念を扱った ☐
関係構築に脅威を与える可能性のある信念を探索し扱った。例えば「変化は不可能だ」「声が抵抗する」「治療者に体験を理解することは不可能だ」など

介入のための基礎を確立する

B（信念）の問題として再構成した ☐
クライアントが，問題を声が聞こえることそのものや，声に関連した情緒または行動による苦痛ではなく，信念にあるという見方ができるように援助した

ターゲットにする信念について同意した ☐
威力や服従に関する信念を協働して記述し，どの信念に，どの順番で取り組むべきかについて同意した

信念を支持する根拠を明らかにした ☐
威力や服従についての信念を支持するためにクライアントが使っている根拠をアセスメントした

介入段階：威力，コントロール，服従の信念

対処戦略の振り返りと強化をした ☐
威力の不均衡を解決したり，服従を減らしたり，コントロールを改善したりするためにクライアントの対処戦略の有効性を系統的に振り返った（例えば，それらが使われたのはいつか，どのくらい一貫して適用されたか，どのくらい効果的であったかを振り返る）。その後，対処戦略を改善したり，適宜，他の戦略を紹介する努力を行った

威力と服従についての信念を論駁した　☐
話し合いを通してクライアントの信念に挑戦した：配慮のある暫定的な態度（コロンボ・スタイル）で挑戦を提案した。その信念体系の中の論理的な矛盾を強調し、他の説明をクライアントが考えるよう励ました

行動実験または現実検討　☐
矛盾する根拠や体験を探すようにクライアントを励ました。RTHC*を使った。クライアントの信念の本当のテストとして行動実験を考え出した

高度な介入Ⅰ：正体，意味または目的についての信念

ターゲットにする信念について同意した　☐
正体，意味または目的に関する信念を協力して記述し，どの信念に，どの順番で取り組むべきかについて同意した

信念を支持する根拠を明らかにした　☐
正体，意味，目的に関する信念を支持するためにクライアントが使用している根拠をアセスメントしたか？

正体，意味または目的についての信念を論駁した　☐
話し合いを通してクライアントの信念に治療者は挑戦した：配慮のある暫定的な態度（コロンボ・スタイル）で挑戦を提案した。その信念体系の中の論理的な矛盾を強調し，別の説明をクライアントが考えるよう励ました

行動実験または現実検討　☐
矛盾する根拠や体験を探すようにクライアントを励ました。クライアントの信念が真実か探るテストとして行動実験を考え出した

高度な介入Ⅱ：自己評価

精神病的信念と自己についての信念の関係を探った　☐
精神病体験や信念を発展させることにつながった発達的要因や脆弱性要因を探った

自己についての中核信念を同定した　☐
クライアントの中核自己信念（否定的自己評価と非機能的推論）を探り，同定した。中核自己信念を発展させた発達的要因や脆弱性要因を探った

---

*訳注：仮説的矛盾への反応（Reaction to Hypothetical Contradictions：RTHC）自分の信念に反する／矛盾する証拠を示されたときに，どの程度，自分の信念を変容させる柔軟性があるかを示す指標。幻覚・妄想の認知行動療法への反応を予測する指標のひとつであると言われる。初出は Brett-Jones, J., Garety, P.A. & Hemsley, D.R. (1987). Measuring delusional experiences: A method and its application. *British Journal of Clinical Psychology, 26*, 257-265.

自己に関する信念と，正体，意味または目的についての信念を関連づけた ☐

以下の理解を共有した上でクライアントの精神病的体験の個別モデルつくるよう支援した (a) 中核信念の形成に発達的要因と脆弱性要因が果たした役割，(b) 保護層や防衛としての精神病体験の役割

中核信念を論駁した ☐

クライアントの中核信念を支持する根拠をアセスメントし論駁した（根拠の論駁，自己信念システム内の論理的矛盾の指摘，別の説明の探索）。特定の哲学的論駁技法を使った（「大きな私，小さな私」，行動の評価 vs. 個人全体の評価，自己の性質の変化）

治　療　者：＿＿＿＿＿＿＿＿＿＿＿＿＿＿＿＿＿＿

日　　　付：＿＿＿＿＿＿＿＿＿＿＿＿＿＿＿＿＿＿

クライアント：＿＿＿＿＿＿＿＿＿＿＿＿＿＿＿＿＿＿

セッション数：＿＿＿＿＿＿＿＿＿＿＿＿＿＿＿＿＿＿

CTCH－個人セッション評価表

クライアント：＿＿＿＿＿＿＿＿＿＿＿＿＿＿＿＿＿＿
治　療　者：＿＿＿＿＿＿＿＿＿＿＿＿＿＿＿＿＿＿
評　価　者：＿＿＿＿＿＿＿＿＿＿＿＿＿＿＿＿＿＿

以下のようにすべての項目において（そのセッションにあてはまるものについて），毎回セッションを評価せよ：

1	2	3	4	5
まったくない	少し	中程度	かなり	非常に

関係構築段階

ラポールの確立

セッション
1	2	3	4	5	6	7	8	9	10	11	12	13	14	15	16

ノーマライジング

セッション
1	2	3	4	5	6	7	8	9	10	11	12	13	14	15	16

関係構築に関連する信念を扱う

セッション
1	2	3	4	5	6	7	8	9	10	11	12	13	14	15	16

介入のための基礎を確立する

B（信念）の問題として再構成する

セッション
1	2	3	4	5	6	7	8	9	10	11	12	13	14	15	16

ターゲットにする信念についての同意

セッション
1	2	3	4	5	6	7	8	9	10	11	12	13	14	15	16

信念を支持する根拠を明らかにする

セッション
1	2	3	4	5	6	7	8	9	10	11	12	13	14	15	16

介入段階：威力，コントロール，服従の信念

対処戦略の振り返りと増強

セッション																
1	2	3	4	5	6	7	8	9	10	11	12	13	14	15	16

威力と服従についての信念の論駁

セッション																
1	2	3	4	5	6	7	8	9	10	11	12	13	14	15	16

行動実験または現実検討

セッション																
1	2	3	4	5	6	7	8	9	10	11	12	13	14	15	16

高度な介入Ⅰ：正体，意味または目的についての信念

ターゲットにする信念についての同意

セッション																
1	2	3	4	5	6	7	8	9	10	11	12	13	14	15	16

信念を支持する根拠を明らかにする

セッション																
1	2	3	4	5	6	7	8	9	10	11	12	13	14	15	16

正体または意味または目的についての信念の論駁

セッション																
1	2	3	4	5	6	7	8	9	10	11	12	13	14	15	16

行動実験または現実検討

セッション																
1	2	3	4	5	6	7	8	9	10	11	12	13	14	15	16

高度な介入Ⅱ：自己評価

自己についての信念と精神病的信念の関係を探る

セッション																
1	2	3	4	5	6	7	8	9	10	11	12	13	14	15	16

自己についての中核信念の同定

セッション																
1	2	3	4	5	6	7	8	9	10	11	12	13	14	15	16

自己に関する信念と精神病的信念の関連づけ

セッション																
1	2	3	4	5	6	7	8	9	10	11	12	13	14	15	16

中核信念の論駁

セッション																
1	2	3	4	5	6	7	8	9	10	11	12	13	14	15	16

文　献

Addington, D., Addington, J. and Maticka-Tyndale, E. (1993). Assessing depression in schizophrenia: the Calgary Depression Scale. *British Journal of Psychiatry, 163* (suppl. 22), 39-44.
American Psychiatric Association (1994). *Diagnostic and statistical manual IV.* Washington, DC: APA.
Appelbaum, P.S., Robbins, P. and Monahan, J. (2000). Violence and delusions: data from the MacArthur Violence Risk Assessment. *American Journal of Psychiatry 157*, 566-572.
Beck, A.T. (1952). Successful outpatient psychotherapy of a chronic schizophrenic with a delusion based on borrowed guilt. *Psychiatry, 15*, 305-312.
Beck, A.T., Rush, A.J., Shaw, B.F. and Emery, G. (1979). *Cognitive therapy of depression.* New York: Guilford.
Beck-Sander, A., Birchwood, M. and Chadwick, P. (1997). Acting on command hallucinations: a cognitive approach. *British Journal of Clinical Psychology, 36*, 139-148.
Benjamin, L.S. (1989). Is chronicity a function of the relationship between the person and the auditory hallucination? *Schizophrenia Bulletin, 15*, 291-310.
Birchwood, M. and Chadwick, P. (1997). The omnipotence of voices: testing the validity of a cognitive model. *Psychological Medicine, 27*, 1345-1353.
Birchwood, M., Gilbert, P., Gilbert, J., Trower, P., Meaden, A., Murray, E. and Miles, J. (2004). Interpersonal and role-related schema influence the relationship with the dominant 'voice' in schizophrenia: a comparison of three models. *Psychological Medicine, 34*, 1571-1580.
Birchwood, M., Meaden, A., Trower, P., Gilbert, P. and Plaistow, J. (2000). The power and omnipotence of voices: subordination and entrapment by voices and significant others. *Psychological Medicine, 30*, 337-344.
Birchwood, M. and Spencer, E. (1999). Psychotherapies for schizophrenia. In M. Maj and N. Sartorious (Eds), *Schizophrenia. WPA series in evidence based psychiatry.* Chichester, UK: Wiley.
Birchwood, M. and Spencer, E. (2002). Psychotherapies for schizophrenia. In M. Maj and N. Sartorious (Eds), *Schizophrenia, WPA series in evidence based psychiatry*, 2nd ed., pp. 147-241. Chichester, UK: Wiley.
Bleuler, E. (1924). *Textbook of Psychiatry.* New York: Macmillan.
Braham, L., Trower, P. and Birchwood, M. (2004). Acting on command hallucinations and dangerous behavior: a critique of the major findings in the last decade. *Clinical Psychology Review, 24*, 529-555.
Brennan, P., Mednick, S. and Hodges, S. (2000). Major mental disorders and criminal violence in a Danish birth cohort. *Archives of General Psychiatry, 57*, 494-500.

Brett-Jones, J., Garety, P. and Hemsley, D. (1987). Measuring delusional experiences: a method and its application. *British Journal of Clinical Psychology, 26*, 257-265.

British Medical Association and Royal Pharmaceutical Society of Great Britain (2001). British National Formulary (No. 39). London: BMA, RPS.

Brown, G.W., Harris, T.O. and Hepworth, C. (1995). Loss, humiliation, and entrapment among women developing depression: a patient and non-patient comparison. *Psychological Medicine 25*, 7-21.

Buchanan, A. (1993). Acting on delusion: a review. Psychological Medicine, 23, l23-134.

Byrne, S., Trower, P., Birchwood, M., Meaden, A. and Nelson, A. (2003). Command hallucinations: cognitive theory, therapy and research. *Journal of Cognitive Psychotherapy, 17*, 67-84.

Chadwick, P. and Birchwood, M.J. (1994). The omnipotence of voices: a cognitive approach to auditory hallucinations. *British Journal of Psychiatry, 164*, 190-201.

Chadwick, P. and Birchwood, M. (1995). The omnipotence of voices II: The beliefs about voices questionnaire. *British Journal of Psychiatry, 166*, 773-776.

Chadwick, P., Birchwood, M. and Trower, P. (1996). *Cognitive therapy for delusions. voices and paranoia*. Chichester, UK: Wiley.

Chadwick, P., Lees, S. and Birchwood, M. (2000). The revised beliefs about voices questionnaire (BAVQ-R). *British Journal of Psychiatry, 177*, 229-232.

Chadwick, P.D.J. and Lowe, C.F. (1990). Measurement and modification of delusional beliefs. *Journal of Consulting and Clinical Psychology, 58*, 225-232.

Champion, A. and Power, M.J. (1995). Social and cognitive approaches to depression: towards a new synthesis. *British Journal of Clinical Psychology, 34*, 485-503.

Close, H. and Garety, P. (1998). Cognitive assessment of voices: further developments in understanding the emotional impact of voices. *British Journal of Clinical Psychology, 37*, 173-188.

Cormac, I., Jones, C. and Campbell, C. (2002). Cognitive behaviour therapy for schizophrenia. *Cochrane Dbase System. Review, 1*, CD000524.

Drayton, M., Birchwood, M. and Trower, P. (1998). Early attachment experience and recovery from psychosis. *British Journal of Clinical Psychology, 37*, 269-284.

Drury, V., Birchwood. M., Cochrane, R. and Macmillan, F. (1996). Cognitive therapy and recovery form acute psychosis: a controlled trial II. Impact on recovery time. *British Journal of Psychiatry, 169*, 602-607.

Dryden, W. (1995). *Brief rational emotive behaviour therapy*. Chichester, UK: Wiley.

Durham, R.C., Guthrie, M., Morton, R.V., Reid, D.A., Treliving, L.R., Fowler, D. and Macdonald, R.R. (2003). Tayside-Fife clinical trial of cognitive behavioural therapy for medication-resistant psychotic symptoms. Results to 3-month follow-up. *British Journal of Psychiatry, 182*, 303-311.

Fleiss, J. (1981). *Statistical methods for rates and proportions*. Chichester, UK: Wiley.

Fowler, D., Garety, P. and Kuipers, E. (1995). *Cognitive behaviour therapy for psychosis*. Chichester, UK: Wiley.

Gilbert, P. (1989). *Human nature and suffering*. Hove, UK: Lawrence Erlbaum Associates.

Gilbert, P. (1992). *Depression, the evolution of powerlessness*. Hove, UK: Lawrence Erlbaum

Associates.

Gilbert, P., Birchwood, M., Gilbert, J., Trower, P., Hay, J., Murray, B., Meaden, A., Olsen, K. and Miles, J.N. (2001). An exploration of evolved mental mechanisms for dominant and subordinate behaviour in relation to auditory hallucinations in schizophrenia and critical thoughts in depression. *Psychological Medicine, 31,* 1117-1127.

Gould, R.A., Mueser, K.T., Bolton, E., Mays, V. and Goff, D. (2001). Cognitive therapy for psychosis in schizophrenia: an effect size analysis. *Schizophrenia Research, 48,* 335-342.

Haddock, G., McCarron, J., Tarrier, N. and Faragher, E.B. (1999). Scales to measure dimensions of hallucinations and delusions: the psychotic symptom rating scales (PSYRATS). *Psychological Medicine, 29,* 879-889.

Jones, G., Huckle, P. and Tanaghow, A. (1992). Command hallucinations, schizophrenia and sexual assaults. *Irish Journal of Psychological Medicine, 9,* 47-49.

Junginger, J. (1990). Predicting compliance with command hallucinations. *American Journal of Psychiatry, 147,* 245-247.

Kay, S.R., Fiszbein, A. and Opler, L.A. (1987). The positive and negative syndrome scale (PANSS) for schizophrenia. *Schizophrenia Bulletin, 13,* 261-269.

Kuipers, E., Fowler, D., Garety, P., Chisholm, D., Dunn, G., Bebbington, P., Freeman, D. and Hadley, C. (1998). The London-East Anglia randomised controlled trial of cognitive behaviour therapy for psychosis. III: Follow-up and economic evaluation at 18 months. *British Journal of Psychiatry, 173,* 61-68.

McGlashan, T.H. (1988). A selective review of North American long-term follow-up studies of schizophrenia. *Schizophrenia Bulletin, 14,* 515-542.

McGorry, P.D., Yung, A.R., Phillips, L.J. and Yuen, H.P. (2002). Randomised controlled trial of interventions designed to reduce the risk of progression to first episode psychosis in a clinical sample with sub-threshold symptoms. *Archives of General Psychiatry, 59,* 921-928.

Maden, A. (2003). Rethinking risk assessment. The MacArthur study of mental disorders and violence. *Psychiatric Bulletin, 27,* 237-238.

Milton, J., Amin, S., Sin, H.S., Harrison, G., Jones, P., Croudace, T., Medley, I. and Brewin, J. (2001). Aggressive incidents in first-episode psychosis. *British Journal of Psychiatry, 178,* 433-440.

Nelson, H.E. (1997). *Cognitive behaviour therapy with schizophrenia: a practice manual.* Cheltenham, UK: Stanley Thorne.

Norman, R. and Townsend, L. (1999). Cognitive-behavioural therapy for psychosis: a status report. *Canadian Journal of Psychiatry, 44,* 245-252.

Pilling, S., Bebbington, P., Kuipers, E., Garety, P., Beddes, J., Orbach, G. and Morgan, C. (2001). Psychological treatments in schizophrenia: I. Meta-analysis on family intervention and cognitive behavior therapy. *Psychological Medicine, 32,* 763-782.

Rooke, O. and Birchwood, M. (1998). Loss, humiliation and entrapment as appraisals of schizophrenic illness: a prospective study of depressed and non-depressed patients. *British Journal of Clinical Psychology, 37,* 259-268.

Rudnick-Abraham, S. (1999). Relation between command hallucinations and dangerous behaviour. *Journal of the American Academy of Psychiatry and Law, 27,* 253-257.

Sensky, T., Turkington, D., Kingdon, D., Scott, J.L., Siddle, R. and O'Carroll, M. (2000). A randomised controlled trial of cognitive-behavioural therapy for persistent symptoms in schizophrenia resistant to medication. *Archives of General Psychiatry, 57*, 1 65-172.

Shawyer, F., Mackinnon, A., Farhall, J., Trauer, T. and Copolov, D. (2003). Command hallucinations and violence: implications for detention and treatment. *Psychiatry, Psychology and Law*, 10, 97-107.

Startup, M., Jackson, M. and Pearce, E. (2002). Assessing therapist adherence to cognitive-behaviour therapy for schizophrenia. *Behavioural and Cognitive Psychotherapy, 30*, 329-339.

Tarrier, N., Kinney, C., McCarthy, E., Wittkowski, A., Yusopoff, L., Gledhill, A. and Morris, J. (2001). Are some types of psychotic symptoms more responsive to CBT? *Behavioural and Cognitive Psychotherapy, 29*, 45-55.

Tarrier, N. and Wykes, T. (2004). Is there evidence that cognitive behaviour therapy is an effective treatment for schizophrenia? A cautious or cautionary tale? *Behaviour Research and Therapy, 42*, 1377-1402.

Trower, P., Birchwood, M., Meaden, A., Byrne, S., Nelson, A. and Ross, K. (2004). Cognitive therapy for command hallucinations: randomized controlled trial. *British Journal of Psychiatry, 184*, 312-320.

Trower, P. and Gilbert, P. (1989). New theoretical conceptions of social anxiety and social phobia. *Clinical Psychology Review, 9*, 19-35.

Turkington, D., Kingdon, D. and Turner, T. (2002). Effectiveness of a brief cognitive-behavioural therapy intervention in the treatment of schizophrenia. *British Journal of Psychiatry, 180*, 523-527.

Van der Gaag, M., Hageman, M.C. and Birchwood, M. (2003). Evidence for a cognitive model of auditory hallucinations. *Journal of Nervous and Mental Disease, 191*, 542-545.

索　引

ABC モデル　*6, 123*
BAVQ（Beliefs about Voices Questionnaire）　*25, 175*
CAS（Cognitive Assessment Schedule）　*26, 175*
CDSS（Calgary Depression Scale for Schizophrenia）　*27, 112, 176*
OS（Omniscience Scale）　*26, 176*
PANSS（Positive and Negative Syndrome Scale）　*27, 176*
PQRST（Personal Questionnaire Rating Scale 技法）　*19*
PSYRATS（Psychotic Symptom Rating Scales）　*19, 27, 45, 57, 74, 89, 106, 135, 151, 170, 176*
RACS（Risk of Acting on Commands Scale）　*28, 191*
RTHC　*199*
Social Comparison Scale　*12*
TAU（Treatment as Usual）　*174*
VCS（Voice Compliance Scale）　*26, 176*
VPDS（Voice Power Differential Scale）　*26, 45, 48, 57, 59, 74, 89, 94, 106, 113, 135, 140, 151, 156, 170, 176, 189*

【あ行】
悪意　*8, 9, 14, 25*
アゴニック　*11-13*
アセスメント　*21, 39, 48, 59, 78, 94, 111, 139, 156*
安全確保行動　*7, 10, 35, 36, 44, 183*
怒りのマネジメント　*166*
いじめ　*166*

【か行】
介入　*33, 50, 61, 80, 96, 115, 142, 158*
活動スケジュール　*70*
カルガリー抑うつ尺度　*27, 112, 176*
代わりの信念　*31, 32, 65*
関係構築　*22, 50, 61, 80, 96, 115, 142, 158, 195*
危害に関する信念　*121*
気そらし　*50, 51, 64, 81, 98, 119, 125, 159, 161, 167, 169*
現実検討　*35*
幻聴コンプライアンス尺度　*26, 176*
幻聴との力関係尺度　*26, 45, 48, 57, 59, 74, 89, 94, 106, 113, 135, 140, 151, 156, 170, 176, 189*
行動実験　*35, 196, 197*
声に関する信念質問票　*25, 175*
声の意味についての信念　*44, 49, 53, 61, 68, 79, 85, 96, 102, 115, 126, 142, 157, 164*
声の威力についての信念　*48, 52, 59, 68, 78, 84, 94, 101, 113, 125, 140, 146, 156, 162*
声のコントロールについての信念　*41, 48, 50, 59, 64, 68, 78, 81, 94, 97, 101, 113,*

119, 125, 140, 142, 146, 156, 159, 162
声の正体　40
声の正体についての信念　44, 49, 54, 61, 69, 79, 87, 96, 103, 114, 128, 141, 147, 157, 163
声の目的と意味　40
呼吸法　86, 103, 105, 118, 159, 161, 167
コロンボ的手法　33

【さ行】

自傷　132
失語症　109
自動思考　53, 69, 87, 103, 128, 148
支配‐従属のスキーマ　12, 13
死別　165
社会階級理論　7, 11, 12, 180
社会的比較尺度　12
準‐抗精神病薬的アプローチ　16
人格化　8, 14, 22, 35
信念への挑戦　34
ストレス／脆弱性モデル　53, 85, 127, 146, 164
精神病症状評価尺度　27, 45, 57, 74, 89, 106, 135, 151, 170, 176
善意　8, 9, 10, 14, 25
全能性尺度　26, 176
ソクラテス式質問法　30, 33, 38, 65, 82
ソクラテス的対話　51, 82, 83, 100, 101, 121, 147, 161, 162

【た行】

ターゲット行動　41, 50, 61, 79, 96, 115, 142, 158
対処戦略　8, 30, 41, 62, 67, 71, 74, 75, 80, 81, 89, 101, 132, 151,
長所短所分析　124
治療目標　31
通常治療　174
抵抗　49
電気けいれん療法　118

【な行】

内的言語　53, 69, 87, 103, 128, 148
なだめ行動　3, 4, 10, 11, 25, 44, 52, 85, 176
認知アセスメント調査票　26, 175
認知モデル　6, 7, 23
ノーマライジング　35, 195, 198

【は行】

不安のマネジメント　117
フォーミュレーション　24, 29
服従　2, 4-6, 8, 25, 49
服従行動　41, 183
服従または抵抗についての信念　40, 43, 49, 50, 60, 65, 79, 82, 95, 98, 113, 120, 141, 143, 157, 159
部分的服従　114

【ま行】

無作為割付対照試験　173
命令幻聴への服従または抵抗についての信念　43, 50, 65, 82, 98, 120, 143
命令に基づいた行動のリスク評価尺度　28, 191
命令の定義　22

【や行】

有症率　2
陽性・陰性症状評価尺度　27, 176

【ら行】

リラクセーション　86, 98, 103, 159, 161, 167
論理的推論　35

監訳者あとがき

　この本は，サラ・バーンらによる『A Casebook of Cognitive Behaviour Therapy for Command Hallucinations―A Social Rank Theory Approach』（Routledge, 2006）の全訳である．内容は，命令幻聴に関する先行研究のレビュー，認知モデル，命令幻聴の認知行動療法マニュアル，事例紹介であり，そして最後は命令幻聴の認知行動療法の無作為割付比較対照試験からの知見で締めくくられている．
　精神病の認知行動療法のマニュアルは他にも存在しているが，本書の特徴は，命令幻聴への介入に焦点を絞り，認知理論モデルに基づいて簡にして要を得たマニュアルを提示した後に，そのマニュアルの各要素（関係構築，声の威力についての信念のアセスメント，声の正体についてのアセスメント等々）に沿って事例が紹介されている点である．事例を読んでいくと，何度も同じような見出しや言い回しに遭遇し，マニュアルと事例のつながりが理解しやすい．しかし，だからといってシンプルにうまくいった事例ばかりが挙げられているわけではない．事例はすべて，命令幻聴の認知行動療法の無作為割付比較対照試験の対象者から選ばれており，包含基準に「命令幻聴が存在し，過去6ヵ月にその幻聴からの（自傷他害，重大犯罪などの）深刻な命令に従ったか，従おうとする行動を示した」が含まれているように，自傷他害の高リスク群である．その中でも本書では，他機関との連携に苦労した事例や，学習困難のある事例など，意図的に幅広いタイプの事例が取り上げられている．マニュアルに示された各要素を基本にした上で，どのようにして事例に応じて強調点を変えたり，狭義の認知行動療法を超えた関わりを進めていったりしたかがわかりやすく描かれている．7つの事例の幻聴をめぐ

る物語を通じて，いつのまにか命令幻聴の認知行動療法の型が身につくといった構成である。実際の患者に適用してうまくいくかは，たゆまざる学習と臨床実践にかかっているとはいえ，良いスタートを切らせてくれることは間違いないだろう。

　幻聴からの命令に，個人がなぜ従ってしまうのか。この問いに答えるために，著者らは社会階級理論を用いている。詳細は本書第1章を読んでいただくとしても，重要なことのひとつは，「身につけた対人関係パターンは幻聴との関係の中でも再現される」ということである。実際に，生活場面でも人に対してノーと言えない患者は，幻聴に対してもノーと言うことが難しい。そのように考えると，ソーシャル・スキル・トレーニングのような対人技能を高める介入は，実は幻聴との関係性にも影響を及ぼしているのではないかと考えられる。そして逆も然りである。幻聴に対する自己主張を身につけることは，日常生活の中での自己主張を促すことにもなるだろう。

　社会階級理論から説明されるもうひとつの行動が，命令幻聴へのなだめ行動である。個人が幻聴からの命令に抵抗する際，真っ向から対抗するのではなく，「従うつもりだったことを示す」「いざというときに危険な命令に逆らうために，日頃の軽微な命令には従う」など，あたかも幻聴の逆鱗に触れて危害に遭うのを避けるためになだめるような行動をとる者が少なくない。これは自分より社会階級が上で圧倒的に力がある（と確信している）存在と共存していくための方略なのである。しかし，なだめ行動をとることで，「危害が生じなかったのは，幻聴をなだめたから」と解釈されてしまい，所詮は声に過ぎない幻聴に危害を加える力がないことに気づく機会が奪われてしまう。そこで，なだめ行動をやめることが治療目標のひとつになっていくのだが，なだめ行動については，アセスメントの際，意識的に尋ねてみなければ，患者から語られることは比較的。本書を読むことで，これまで取り上げられることのほとんど

なかった命令幻聴へのなだめ行動についての理解が深まることだろう。

　翻訳作業は，触法精神障害者の心理的支援に関わる5人の心理士により，以下の分担方法で行われた。分担翻訳ではとかく，担当箇所以外の理解が浅くなりがちであることの弱点を補うために，あえて5ページずつ機械的に割り振り，翻訳を行った。よって，通常の共訳書のように，担当章は存在しないが，全員がすべての箇所の翻訳に関わったと言える。
　翻訳にあたっては，powerを「威力」，strengthと「強さ」と訳し，両方とも「力」とならないように訳し分けた。また，幻聴の聞き手である，voice hearerやhearerについては，適宜，「(声の) 聞き手」または「聴声者」という訳語をあてさせていただいた。翻訳中の誤り，不十分な点などは，監訳者の責任である。読者からのご叱正をお願いしたい。

　翻訳においては，翻訳上の疑問に快く回答をくださったマックス・バーチウッド教授 (バーミンガム大学)，日頃よりサポートしてくださっている吉川和男先生 (国立精神・神経センター精神保健研究所)，国立精神・神経センター病院スタッフに紙面を借りて深く感謝を申し上げたい。また，いつも監訳者を支えてくれている家族，同僚諸氏にも感謝したい。
　最後に，出版にあたっては，星和書店の石澤雄司氏，近藤達哉氏，畑中直子氏に大変お世話になった。三氏に深謝申し上げる。

　2009年12月

菊池安希子

【訳者一覧（五十音順）】

朝波 千尋（あさなみ ちひろ）

修士（臨床心理学），臨床心理士
1977年，東京都に生まれる。
2005年，北海道医療大学大学院看護福祉学研究科臨床心理学専攻修士課程修了後，同年4月より国立精神・神経センター武蔵病院（現国立精神・神経センター病院）にて心理療法士として勤務している。
著書：『統合失調症のための集団認知行動療法』（共訳，星和書店，2008）

岩﨑 さやか（いわさき さやか）

修士（人間科学），臨床心理士，精神保健福祉士
1975年，山口県に生まれる。
2000年，早稲田大学大学院人間科学研究科修士課程修了後，東京大学医学部附属病院リハビリテーション部精神科デイホスピタル臨床心理士として勤務。統合失調症を中心とする国立精神・神経センター病院心理指導部臨床心理技術者として勤務。医療観察法にて，統合失調症や物質使用障害等の触法精神障害者の心理的支援を行う。専門分野は統合失調症の認知行動療法，SST。
著書：『統合失調症のための集団認知行動療法』（共訳，星和書店，2008）

古村 健（ふるむら たけし）

修士（文学），臨床心理士
1976年，富山県に生まれる。
2002年，愛知学院大学大学院文学研究科心理学専攻修了。2002年，名古屋大学精神医学教室に入局し，精神医学および精神療法のトレーニングを受ける。2005年より，国立病院機構東尾張病院常勤心理療法士として勤務し，医療観察法病棟にて触法精神障害者の心理的支援を行う。

山本 哲裕（やまもと てつひろ）

教育学修士（障害児教育），臨床心理士
1973年，京都府に生まれる。
2000年，鳴門教育大学大学院障害児教育学専修士課程修了後，中村心理カウンセリングにて心理療法や芸術療法の基礎を学ぶ。2001年，名古屋大学精神医学教室に入局し，精神医学および精神療法のトレーニングを受ける。2003年より国立病院機構東尾張病院常勤心理療法士。
著書：『プラクティカル精神医学』（分担執筆，中山書店，2009年）

【監訳者略歴】

菊池安希子（きくち あきこ）

博士（保健学），臨床心理士，精神保健福祉士
1966年，東京都に生まれる。
1995年，東京大学大学院医学系研究科保健学専攻博士課程単位取得済み退学後，明治学院大学非常勤講師，関東労災病院神経科外来臨床心理技術者，国立精神・神経センター精神保健研究所流動研究員などとして勤務。2002年，東京大学保健センター助手。2004年より国立精神・神経センター精神保健研究所司法精神医学研究部室長。2005年，マンチェスター大学臨床心理学科にて，ニコラス・タリア教授より精神病の認知行動療法を学ぶ。専門分野は司法心理療法，統合失調症の認知行動療法。
著書：『専門医のための精神科リュミエール4 精神障害者のリハビリテーションと社会復帰』（分担執筆，中山書店，2008），『統合失調症のための集団認知行動療法』（監訳，星和書店，2008）など

命令幻聴の認知行動療法

2010年3月25日　初版第1刷発行

著　者　サラ・バーン，マックス・バーチウッド，ピーター・トローワー，
　　　　アラン・ミーデン
監訳者　菊池安希子
訳　者　朝波千尋，岩﨑さやか，菊池安希子，古村　健，山本哲裕
発行者　石澤雄司
発行所　㈱星 和 書 店
　　　　〒168-0074　東京都杉並区上高井戸1-2-5
　　　　電　話　03 (3329) 0031（営業部）／ (3329) 0033（編集部）
　　　　FAX　03 (5374) 7186
　　　　URL　http://www.seiwa-pb.co.jp

ⓒ 2010　星和書店　　　　Printed in Japan　　　　ISBN978-4-7911-0732-2

書名	著者等	仕様・価格
統合失調症のための 集団認知行動療法	エマ・ウイリアムズ 著 菊池安希子 訳・監訳	A5判 240p 3,500円
統合失調症の 早期発見と認知療法 発症リスクの高い状態への治療的アプローチ	P.French、 A.P.Morrison 著 松本和紀、 宮腰哲生 訳	A5判 196p 2,600円
精神科地域ケアの新展開 OTPの理論と実際	水野雅文、村上雅昭、 佐久間啓 編	B5判 328p 2,800円
読んでわかる SSTステップ・バイ・ステップ方式 2DAYSワークショップ	熊谷直樹、天笠崇、 加瀬昭彦、岩田和彦 監修 佐藤幸江 著	A5判 236p 2,400円
DVD版 見てわかる SSTステップ・バイ・ステップ方式 2DAYSワークショップ編	佐藤幸江 講師 熊谷直樹、天笠崇、 加瀬昭彦、岩田和彦 監修	DVD3枚組 6時間40分 18,000円
DVD版 見てわかる SSTステップ・バイ・ステップ方式 モデルセッション編	佐藤幸江 講師 熊谷直樹、天笠崇、 加瀬昭彦、岩田和彦 監修	DVD3枚組 6時間30分 研修資料付 19,000円

発行：星和書店　http://www.seiwa-pb.co.jp　価格は本体(税別)です

改訂新版 わかりやすい SSTステップガイド 統合失調症をもつ人の援助に生かす 【上巻】基礎・技法編	A.S.ベラック、他著 熊谷直樹、天笠崇、 岩田和彦 監訳	A5判 368p 2,900円
改訂新版 わかりやすい SSTステップガイド 統合失調症をもつ人の援助に生かす 【下巻】実用付録編	A.S.ベラック、他著 熊谷直樹、天笠崇、 岩田和彦 監訳	A5判 148p 1,900円
アンガーコントロール トレーニング 怒りを上手に抑えるためのステップガイド	E.ウィリアムズ、 R.バーロウ 著 壁屋康洋、他訳	B5函入 （上巻） 56頁 （中巻） 112頁 （下巻） 40頁 8,800円
暴力を治療する 精神保健における リスク・マネージメント・ガイド	アンソニー・メイデン 著 吉川和男 訳	A5判 320p 3,600円
HCR-20 コンパニオン・ガイド 暴力のリスク・アセスメント	K.S.Douglas、他著 吉川和男 監訳 岡田幸之、他訳	A5判 192p 3,600円
HCR-20（ヒストリカル／クリニカル／ リスク・マネージメント-20）第2版 暴力のリスク・アセスメント	C.D.Webster、他著 吉川和男 監訳 岡田幸之、他訳	A5判 112p 3,000円

発行：星和書店　http://www.seiwa-pb.co.jp　価格は本体（税別）です

統合失調症100のQ&A
苦しみを乗り越えるために

リン・E・デリシ 著
切刀浩、堀弘明 訳

四六判
272p
1,800円

「臨床精神薬理」発刊10周年記念
統合失調症の薬物療法100のQ&A

藤井康男 編集
稲垣中 編集協力

B5判
356p
5,800円

統合失調症からの回復を支える
心理教育・地域生活支援・パートナーシップ

白石弘巳 著

A5判
約230p
2,800円

統合失調症から回復するコツ
何を心がけるべきか

渡部和成 著

四六判
164p
1,500円

フィッシュ臨床精神病理学
精神医学における症状と徴候　第3版

パトリシア・ケージー
ブレンダン・ケリー 著
針間博彦、
中安信夫 監訳

A5判
260p
3,800円

発行：星和書店　http://www.seiwa-pb.co.jp　　価格は本体(税別)です